Holger Hoffmann

Adipositasprävention - eine mögliche ärztliche Aufgabe?

GRIN Verlag

Bibliografische Information der Deutschen Nationalbibliothek:

Die Deutsche Bibliothek verzeichnet diese Publikation in der Deutschen Nationalbibliografie; detaillierte bibliografische Daten sind im Internet über http://dnb.d-nb.de/ abrufbar.

Impressum:

Druck und Bindung: Books on Demand GmbH, Norderstedt Germany
ISBN: 978-3-656-00737-1

Dieses Buch bei GRIN:

http://www.grin.com/de/e-book/178528/adipositaspraevention-eine-moegliche-aerztliche-aufgabe

University of Applied Sciences
APOLLON Hochschule
der Gesundheitswirtschaft

Studiengang

Bachelor of Arts Gesundheitsökonomie

Bachelor-Thesis

Adipositasprävention - eine mögliche ärztliche Aufgabe?

Erstellt von:
Name: Holger Hoffmann

Bielefeld, 08.09.2011

Inhaltsverzeichnis

Abbildungsverzeichnis

Tabellenverzeichnis

1 Einleitung

Die aus Übergewicht und Adipositas resultierenden Folgeerkrankungen belegen tendenziell steigend immer mehr Kapazitäten im Gesundheitswesen (RKI 2005).

Wirth beziffert die Anzahl der übergewichtigen Bürger in Deutschland auf 30 Millionen und jene, die bereits adipös sind, auf 18 Millionen (Wirth 2008). Die WHO prognostizierte 2005 für das Jahr 2015, dass weltweit ca. 2,3 Milliarden Erwachsene stark übergewichtig und 700 Millionen adipös sein werden (WHO 2005).

Diese Zahlen beschränken sich nicht allein auf Erwachsene, der Anteil der übergewichtigen Kinder und Jugendlichen im Alter von 3- bis 17 Jahren in Deutschland lag im Jahr 2006 bei 15 % (1,9 Millionen übergewichtig und ca. 800.000 adipös). Der Vergleich der Daten aus 1985 bis 1999 mit denen aus 2006 zeigt, dass sich die Prävalenz sowohl von Übergewicht als auch von Adipositas bei den 3- bis 17- jährigen Kindern und Jugendlichen in Deutschland in diesem Zeitraum verdoppelt hat (Thamm 2007).

Übergewicht im Kindesalter korreliert mit Übergewicht im Erwachsenenalter, woraus sich nicht nur gesundheitliche, sondern auch soziale Probleme ergeben und die Leistungsfähigkeit in erheblichem Maß eingeschränkt wird. Präventionsmaßnahmen sind bereits im frühen Kindes- und Jugendalter notwendig und wichtig (Rauh-Pfeiffer und Koletzko 2007).

Die Entwicklung von Übergewicht und Adipositas bei Kindern und Jugendlichen ist multifaktoriell bedingt und hängt mit familiärer Vorbelastung, ethnischer Zugehörigkeit, soziokulturellem Umfeld und dem sozialen Status zusammen. Bedeutsame Risikofaktoren für die Entwicklung von Übergewicht und Adipositas sind neben einer energie- und fettreichen Ernährung von Kindern und Jugendlichen auch körperliche Inaktivität (Böhler et al. 2004).

Adipositas im Kindesalter geht häufig mit einem erhöhten Risiko für Stoffwechsel- und Herz-Kreislauf- Erkrankungen und vorzeitiger Sterblichkeit im Erwachsenenalter einher. Zudem leiden Kinder und Jugendliche unter einer funktionellen sowie einer individuellen Einschränkung und sind häufig zusätzlichen psychosozialen Belastungen ausgesetzt (Czerwinski-Mast et al. 2003).

Adipositas gilt als eine durch Gesundheitsförderung präventierbare Erkrankung, die, sofern sie auftritt, einer langfristigen Therapie bedarf (Wirth 2008). Eines der bedeutsamen Konzepte zur Verminderung der Ausbreitung von Adipositas bei Heranwachsenden ist vor allem in Kindereinrichtungen etabliert, wobei es hier häufig noch an Nachhaltigkeit mangelt (Waibitsch und Kunze 2006).

Pädiater und Hausärzte sind die ersten Angehörigen des Gesundheitswesens, die Übergewicht und Adipositas bei Kindern diagnostizieren, wodurch ihnen eine Schlüsselstellung in der Gesundheitsversorgung zukommt (Bramlage et al. 2004). Da sie die Patienten in den meisten Fällen über einen längeren Zeitraum betreuen und sich ein Vertrauensverhältnis zwischen Arzt und Patient entwickelt, sind Haus- und Kinderärzte wesentliche Träger und Vermittler präventiver Programme und Maßnahmen (Hauner et al. 2008).

Eine der wichtigsten Aufgaben in diesem Bereich ist die Erstellung und Etablierung effektiver struktureller Maßnahmen, die präventiv die Entstehung von Übergewicht oder gar Adipositas eindämmen. Präventionsmaßnahmen sind das Mittel der Wahl, um die Folgeerscheinungen von Adpositas zu verhindern und Kosten zu sparen (Nestle und Jacobson 2000). Rose (1993) postuliert, dass die Verantwortung für die Gesundheit nicht nur dem einzelnen Menschen, sondern der gesamten Gesellschaft obliegt. Dieser Sichtweise schließt sich der Autor der vorliegenden Arbeit vorbehaltlos an. Aus diesem Grund müssen die zu entwickelnden Maßnahmen sowohl eine Verhaltensprävention, durch die das Verhalten der Menschen unmittelbar beeinflusst wird, als auch eine Verhältnisprävention, bei der die Gesundheitsrisiken im Lebensumfeld der Menschen eruiert werden, enthalten. So umfasst die Prävention nicht nur das Individuum selbst, sondern auch kommunale, regionale, nationale und internationale Strukturen. Nutzbare Ansatzpunkte existieren unter anderem in den Bereichen Transport, Verkehr, Umwelt, Medien, Erziehung, Sport, Ernährung, Verbraucherschutz, Gesundheit, Unterhaltung und Marktwirtschaft (WHO 2006). Daraus wird ersichtlich, dass eine erfolgreiche Adipositasprävention eine multidisziplinäre Aufgabe abbildet, die niedergelassene Allgemeinmediziner und Pädiater nicht allein bewältigen können (Tsai und Wadden 2009). Diese sind aber unverzichtbare Multiplikatoren und fungieren als Anlaufstellen, welche intensiver im Rahmen einer entsprechenden gesundheitspolitischen Strategie in präventive Konzepte einbezogen werden müssen.

Ziele/ Fragestellungen der Thesis

Es stellen sich die Fragen, ob Hausärzte und Pädiater die Prävention tatsächlich als ihre Aufgabe ansehen und ob sie ihren Beitrag zur Bekämpfung der „Adipositasepidemie" leisten wollen und können. Die vorliegende Arbeit wird neben den wichtigsten epidemiologischen Daten auch verdeutlichen, welche gravierenden medizinischen, psychischen und psychosozialen Folgen die Adipositas im Kindes- und Erwachsenenalter hat.

Ziel der Thesis ist die Beantwortung folgender Fragen:

1. Welche Faktoren begünstigen die Entwicklung einer Adipositas?
2. Welche Gründe verhindern eine erfolgreiche Prävention?
3. Welche Rolle nehmen die Ärzte und die Patienten ein?
4. Welche möglichen Rollenkonflikte resultieren hieraus?

Insbesondere soll die ärztliche Gesprächsführung näher analysiert und drei mögliche Modelle für eine erfolgreiche Präventionskommunikation vorgestellt und bewertet werden:

a) Motivierendes Interview,
b) 5-A-Konzept und
c) Shared-Decision-Making (SDM).

Aus diesen Ergebnissen lassen sich neue Ansatzpunkte für die Primärprävention in Arztpraxen ableiten.

2 Definition der Adipositas

Die Begriffe „Adipositas" und „Übergewicht" werden im allgemeinen Sprachgebrauch meist synonym verwendet. Aus medizinischer Schicht ist dies jedoch nicht korrekt, hier muss strikt auf eine klare Trennung geachtet werden (Wirth 2088). Nach Laerke und Lessle (2009) liegt Adipositas vor, wenn der Körperfettanteil in Relation zum Gesamtkörpergewicht zu hoch ist. Die Messung der Fettmasse im menschlichen Körper ist jedoch nur durch aufwendige und kostspielige Methoden möglich (Wabitsch 2005).

2.1 Klassifikation nach Gewicht-Längen-Indizes

Die WHO (2000b) empfiehlt die Definition der adulten Adipositas über den Body-Mass-Index (BMI), der ursprünglich vom Belgier Adolphe Quételet[1] entwickelt wurde:

$$\textbf{BMI} = \frac{\text{Gewicht (kg)}}{\text{Größe (m}^2\text{)}}$$

Die Einteilung der Gewichtsklassen nach dem BMI wird heute üblicherweise den Empfehlungen der WHO entnommen (Tabelle 1). Die Verteilung des Körperfetts jedoch kann aus dem BMI nicht abgelesen werden.

1 Adolphe Quételet, belgischer Statistiker: „Von der Naturgeschichte des Menschen", 1856.

Tabelle 1: Gewichtsklassifikation

Quelle: WHO 2000, zitiert nach Deutsche Adipositas Gesellschaft 2006, S. 6.

Klassifikation	**BMI (kg/m²)**
Untergewicht	< 18,5
Normalgewicht	18,5 - 24,9
Übergewicht	> 25
Präadipositas	25 – 29,9
Adipositas	> 30
Adipositas Grad I	30 - 34,9
Adipositas Grad II	35 - 39,9
Adipositas Grad III	> 40

Mangels geeigneter Alternativen wird auch für Kinder und Jugendliche oft der BMI herangezogen (Wabitsch und Kunze 2006).

In Deutschland wurden innerhalb der letzten Jahre insgesamt 17 Untersuchungen in verschiedenen Regionen durchgeführt, die als Grundlage für weitere Analysen dienen. Die Perzentilenberechnung für die Gewichtsbestimmung erfolgte aus den Körpergrößen- und Körpergewichtsdaten in Relation zum Alter bei insgesamt 17.147 Jungen und 17.275 Mädchen im Alter von 0 bis 18 Jahren (Abbildung 1 und Abbildung 2; Wabitsch und Kunze 2006).

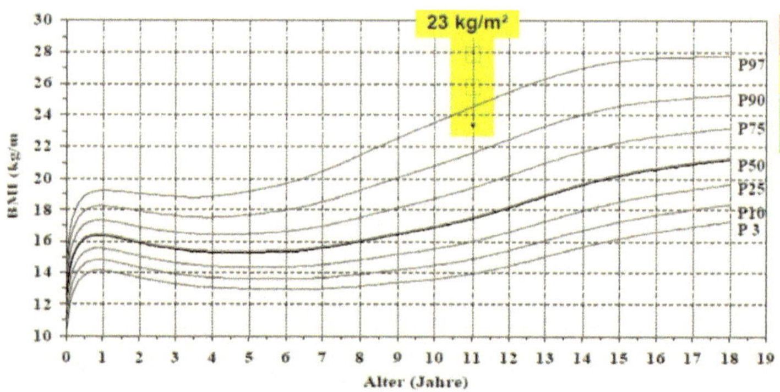

Abbildung 1: Perzentilen für Mädchen im Alter von 0-18 Jahren.

Quelle: Kromeyer-Hauschild et al. 2001.

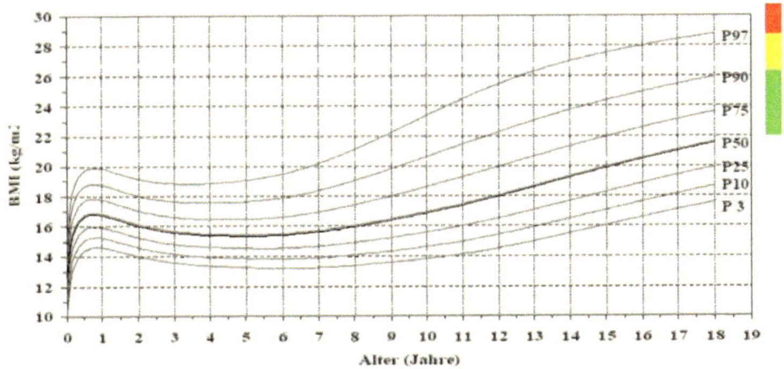

Abbildung 2: Perzentilen für Jungen im Alter von 0-18 Jahren.

Quelle: Kromeyer-Hauschild et al. 2001.

2.2 Adipositastypen

Das Fettverteilungsmuster wirkt sich direkt auf Folge- bzw. Begleiterkrankungen aus, manifestiert sich jedoch erst zum Ende der Pubertät hin (Wirth 2008).

Nach Lehrke und Laessle (2009) können zwei verschiedene Typen unterschieden werden.

Bei der *maskulinen Form* ist das Fett vermehrt in der Bauchregion zu finden und tritt insbesondere bei Männern auf (sogenannte Apfelform, Abbildung 3A). Dieses Fettverteilungsmuster korreliert mit einem erhöhten Risiko für Folgeerkrankungen. Bei der *femininen Form* lagert sich das Fettgewebe vor allem an den Hüften und den Oberschenkeln ab (sogenannte Birnenform, Abbildung 3B).

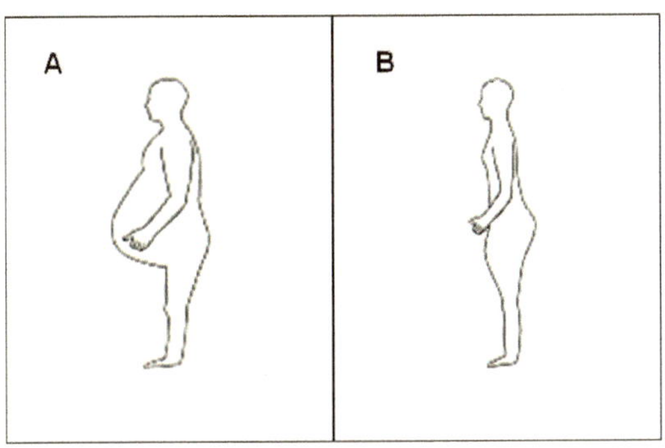

Abbildung 3: A) Maskuline Form und B) Feminine Form der Fettverteilung.

Quelle. Eigene Darstellung.

Das Verhältnis von Taillen- zu Hüftumfang, auch Waist-to-Hip-Ratio (WHR) genannt, liefert einen Anhaltspunkt für das Fettverteilungsmusters. (Lehrke und Laessle 2009)

3 Epidemiologie der Adipositas

In fast allen Ländern der Erde und durchgängig in allen Altersklassen ist eine zunehmende Tendenz zu Übergewicht und Adipositas zu verzeichnen, was die WHO veranlasst hat, den Begriff der „Adipositasepidemie" zu prägen.

Im Jahr 2005 waren weltweit 1,6 Milliarden Menschen im Alter >15 Jahre von Übergewicht betroffen und mehr als 400 Millionen galten als adipös. Seit 1980 hat sich in manchen Ländern die Anzahl der Übergewichtigen/ Adipösen mehr als verdreifacht. Dieser Trend hält weiterhin an und greift auf die Heranwachsenden über, bei denen ebenfalls eine stetig steigende Anzahl beobachtet wird. Die WHO schätzt die Zahl übergewichtiger Menschen in den Industrieländern gegenwärtig auf 2,3 Milliarden und prognostiziert, dass 2015 dort etwa 700 Millionen Menschen an Adipositas leiden werden (WHO 2007). Der Weltgesundheitsbericht 2002 verdeutlichte, dass Europa mit knapp 26,5 einen der höchsten durchschnittlichen BMI innerhalb der WHO- Regionen aufweist. Bereits 2010 waren knapp die Hälfte der Frauen und mehr als die Hälfte der Männer in den OECD- Staaten übergewichtig (Abbildung 4). Innerhalb der nächsten zehn Jahre könnte sich die Anzahl bei einem ungebremst fortlaufenden Trend auf 2/3 der Bevölkerung erhöhen.

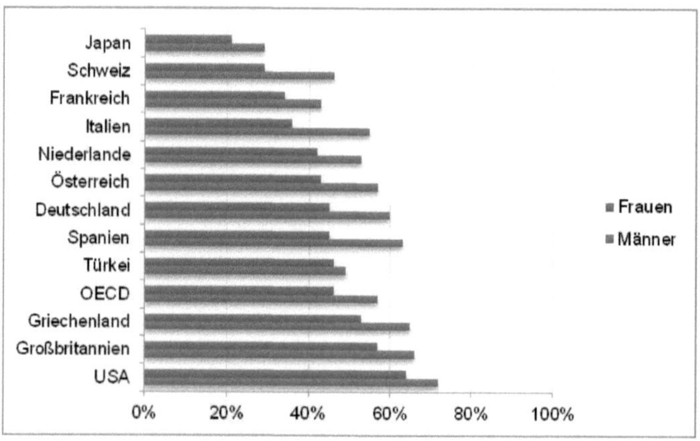

Abbildung 4: Anteil übergewichtiger Erwachsener an der Bevölkerung in Prozent.
Quelle: OECD-Report 2010.

Anhand der vorliegenden Daten kann zusammenfassend festgestellt werden, dass die Prävalenz der Übergewichtigen in Deutschland bei den Männern und den Frauen über die Zeit in etwa gleich geblieben ist. Der Anteil der Adipösen mit einem BMI von mehr als 30 hat jedoch deutlich zugenommen (Tabelle 2).

Tabelle 2: Prävalenz von Übergewicht und Adipositas in Deutschland
Quelle: Ehrsam et al. 2004.

Deutschland	Jahr	Prävalenz			
		BMI 25–29,9		BMI≥30	
		Männer	Frauen	Männer	Frauen
PROCAM PROspective CArdiovascular Münster Study (1,2)	1985	44,0	24,6	8,6	9,3
DHP:NUS Deutsche Herz-Kreislauf-Präventions-Studie: Nationaler Untersuchungssurvey	1986	50,5	32,7	15,5	17,0
DHP:NUS Deutsche Herz-Kreislauf-Präventions-Studie: Nationaler Untersuchungssurvey	1991	49,7	32,4	17,5	19,6
NUSow Nationaler Untersuchungssurvey Ost West	1992	49,4	32,2	18,1	20,9
BGS Bundes - Gesundheitssurvey	1998	48,8	31,3	19,1	21,4
Mikrozensus *Fragen zur Gesundheit*	1999	44,8	28,3	12,6	11,4
Mikrozensus *Fragen zur Gesundheit*	2003	44,4	28,3	14,1	12,5

(Normalschrift: Studien, bei denen Messdaten erhoben wurden;
kursiv gedruckt: Studien, die auf Befragungen beruhen)

In Deutschland beheimatete Kinder und Jugendliche im Alter von 3- bis 17 waren im Jahr 2006 zu 15 % (ca. 1,9 Millionen) von Übergewicht gekennzeichnet, ca. 800.000 (6,3 %) davon waren adipös. Verglichen mit Werten aus den Jahren 1985 bis 1999 zeigt sich hier eine Verdopplung der Adipositas- und Übergewichtsprävalenz in dieser Altersgruppe (KIGGS-Studie 2007).

Diese Zahlen zeigen sehr deutlich die erhebliche Bedeutung der Gesundheitsprävention für die öffentliche Gesundheit und nicht zuletzt auch zur Verhinderung der Folgeerkrankungen und der damit einhergehenden Entlastung der Kassen. Leider ist die Anzahl von systematischen und reproduzierbaren Studien mit harten Fakten innerhalb der Länder nur gering. Befragungen sind aus mehreren Gründen kein geeignetes Mittel. Einerseits neigen

Übergewichtige dazu, ihr Gewicht zu unter- und zugleich ihre Größe zu überschätzen, was zu einer fehlerhaften Berechnung und Angabe des BMI führt. Des Weiteren sorgen regionale Unterschiede im Durchschnittsgewicht, allgemein geringe Teilnahmeraten an Erhebungen und die zusätzliche Abneigung Übergewichtiger an der Teilnahme an derartigen Studien zu Verzerrungen epidemiologischer Daten (Rathmanner et al. 2006).

4 Ätiopathogenese

Die einfache mathematische Formel zur Beschreibung einer ausgeglichenen Energiebilanz lautet: Energieaufnahme = Energieabgabe. Ursächlich für eine Adipositas ist das Ungleichgewicht zwischen Energieaufnahme und Energieverbrauch. Diese Dysbalance wird durch zusätzliche Faktoren, wie psychosoziale oder genetische Prädispositionen, begünstigt (Alberle und Greten 2004).

Der aktuelle Erklärungsansatz nach Lehrke und Laessle (2003) beschreibt ein biopsychosoziales Modell der Adipositasgenese, welches biogenetische Ursachen, eine positive Energiebilanz, Essverhalten sowie körperliche Aktivität inkludiert (Abbildung 5).

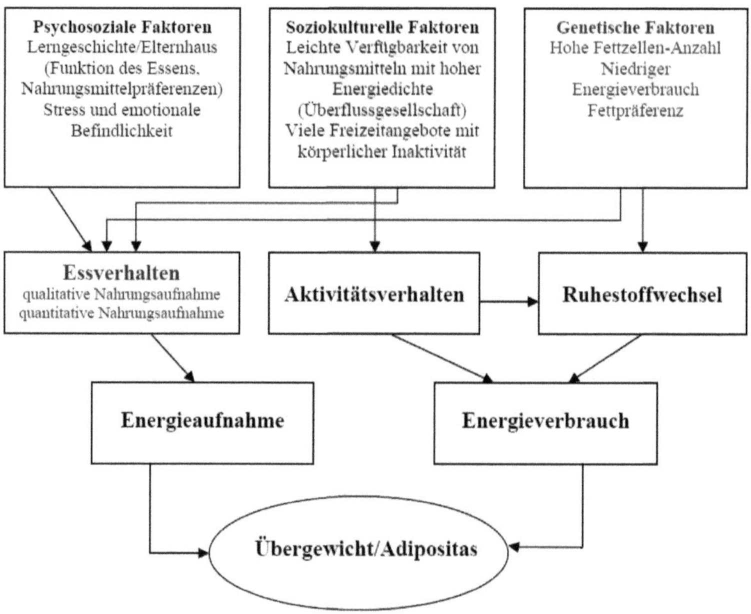

Abbildung 5: Biopsychosoziales Modell der Adipositasgenese

Quelle: Lehrke und Laessle 2003.

4.1 Genetische Faktoren

Die familiäre Häufung von Adipositas ist ein Indiz für die Beteiligung einer genetischen Komponente bei der Ausprägung (Wirth 2000). Diese Theorie wird durch die erhebliche individuelle Varianz des Körpergewichtes in einer unter gleichen Bedingungen lebenden Gruppe gestützt (Kasper 2004). Grundlage der bisherigen Erkenntnisse sind Familien-, Adoptions- und Zwillingsstudien. Wirth (2000) merkt jedoch an, dass Familienmitglieder nicht nur aus dem gleichen Genpool schöpfen, sondern ebenfalls ähnliche Umweltbedingungen, wie Umfeld oder Ernährungs- und Aktivitätsgewohnheiten, teilen, was eine Unterscheidung zwischen genetischen und Umweltfaktoren erheblich erschwert.

Stunkard et al. (1986) zeigten auf, dass adoptierte Kinder, deren genetische Faktoren und Umweltbedingungen getrennt voneinander wirken, dennoch eine positive Korrelation mit dem Gewicht der biologischen Eltern zeigen, was den hohen Einfluss genetischer Komponenten zeige. In der Zwillingsstudie von Bouchard et al. (1991) wurden getrennt voneinander aufwachsende Zwillinge untersucht. Es zeigte sich ein nahezu identischer BMI sowie ein sehr ähnliches Fettverteilungsmuster, unabhängig von den Umweltbedingungen. Jacobsen et al. (2006) stellten umgekehrt fest, dass der BMI von Kindern, die bei ihren leiblichen Eltern aufwachsen, mit dem BMI ihrer Eltern korreliert. Aus den Ergebnisse der Studie schlussfolgerten die Autoren, dass die Wahrscheinlichkeit einer kindlichen Adipositas um 20,1 % steigt, wenn beide Eltern adipös sind. Sind die Eltern hingegen normalgewichtig, liegt das Risiko nur bei 1,4 %.

Drewnowski und Darmon (2005) postulieren, dass es sich bei den Korrelationsnachweisen nicht um die Vererbung des Übergewichtes selbst, sondern der Veranlagung dazu handelt. Weitere wichtige Faktoren sind die Umstände und Verhaltensweisen der Personen im weiteren Lebensverlauf.

4.2 Soziokulturelle Faktoren

Einen bestimmenden Faktor innerhalb der Lebensumstände von Individuen stellt das soziale Umfeld dar.

Helmert und Schorb (2007) entwickelten einen sozialen Risikoindex, der die Bevölkerung in unterschiedliche soziale Stufen einteilt. In die Berechnung dieses Index sind Gemeindegröße, Familienstand, Schulbildung, beruflicher Status und Einkommen inkludiert. Sozial niedrig situierte Männer und Frauen weisen ein durchschnittlich höheres Körpergewicht und einen höheren BMI auf als Menschen gleichen Geschlechts der oberen Sozialschichten. Bei Frauen ist dieser Effekt deutlich ausgeprägter als bei Männern. Der mittlere BMI bei Frauen aus der Unterschicht liegt um 9,2 % (Männer: 2,7 %) über dem gleichaltriger Frauen (Männer) aus der Oberschicht.

Zwischen den sozialen Schichten lässt sich zudem ein Unterschied in der Adipositasprävalenz feststellen. Sturk und Hauer (2002) sehen die Ursachen im geringeren Bildungsstatus, der ein geringer entwickeltes Gesundheitsbewusstsein zur Folge hat, und den ebenfalls daraus resultierenden geringeren finanziellen Mittel für eine gesunde, ausgewogene Ernährung. Wirth (2000) identifiziert zusätzlich Unterschiede in der Esskultur als Ursache für eine erhöhte Adipositasprävalenz, einhergehend mit einem nahezu unbegrenzten Nahrungsangebot in Industrieländern. Rathmanner et al. (2006) postulieren, dass ein inaktiver Lebensstil und die Aufnahme energiereicher und zugleich nährstoffarmer Nahrungsmittel in größerer Menge die bedeutendsten Einflüsse auf eine Gewichtszunahme darstellen. Sozial niedrig situierte Kinder aus Industriestaaten werden auf diese Weise in ein „adipogenes" Umfeld hineingeboren, das die Gewichtszunahme in erheblichem Ausmaß fördert.

4.3 Lebensstil und familiäre Einflüsse

Da der Lebensstil eines Menschen in erheblichem Umfang von seiner Erziehung geprägt wird, kommt dem familiären Einfluss bei der Entwicklung einer Adipositas mit hoher Wahrscheinlichkeit eine Bedeutung zu. So stellten Moore et al. (1991) fest, dass Kinder, deren Eltern körperlich aktiv sind, eine um 2- bis 3,4- mal höhere Aktivität zeigen als Kinder, deren Eltern weniger aktiv oder inaktiv sind.

Eine Studie von Whitaker et al. (1997) zeigte, dass die Wahrscheinlichkeit bei drei- bis fünfjährigen übergewichtigen Kindern aus den USA, als Erwachsene übergewichtig zu sein, bei 24 % liegt und diese Zahl auf 62 % ansteigt, wenn ein oder beide Elternteile übergewichtig (oder adipös) sind. Zugleich stellten die Autoren fest, dass in allen untersuchten Altersgruppen die Wahrscheinlichkeit bei übergewichtigen Kindern, auch als Erwachsene übergewichtig zu werden, deutlich höher liegt als bei nicht übergewichtigen Kindern.

Lehrke und Laessle (2001) beschrieben bestimmte Verhaltensweisen, die gehäuft bei Eltern übergewichtiger Kinder auftreten, wie beispielsweise den Einsatz von Nahrungsmitteln zur Belohnung oder während einer Mahlzeit die häufigere Aufforderung an ihre Kinder zum Essen, was eine erhöhte Gesamtenergieaufnahme bewirkt und auf diese Weise eine Störung der internen Regulation von Hunger und Sättigung herbeiführen kann. Der Nahrungsaufnahme kommen folglich neben der Sättigung weitere Funktionen zu (Trost, Belohnung usw.). Ganley (1991) summierte in seinem Überblick verschiedene Untersuchungen und konnte auf diese Weise unter anderem darstellen, dass die Häufigkeit „emotional bedingten Essens" bei Adipösen größer ist als bei Normalgewichtigen. Körperliche Aktivität hingegen hilft, das Gewicht zu reduzieren bzw. zu halten und trägt zu einer gesünderen Lebensweise bei.

4.4 Neurohumorale Faktoren

Den Empfindungen von Hunger und Sättigung liegen komplexe gastrointestinale und zentralnervöse Mechanismen zugrunde, deren biologische Parameter im Gehirn, Fettgewebe, Intestinaltrakt und Blut lokalisiert sind (Wirth 2000). Das sogenannte Sättigungszentrum befindet sich im Hypothalamus; das Hungerzentrum hingegen im lateralen Hypothalamus. In Tierversuchen führte eine Störung in diesen Zentren zu Adipositas (Elmadfa und Leitzmann 2004). Des Weiteren scheint das Gefüge und die physiologische Arbeit bestimmter Neurotransmitter und Hormone für Zeitpunkt, Dauer und Menge der Nahrungsaufnahme verantwortlich zu sein. Als starke Appetitstimulatoren wurden beispielsweise das Neuropeptid Y (NPY), Ghrelin und Galanin identifiziert (Wirth 2003). Adipositas ist entsprechend kein einheitliches, sondern ein heterogenes Störungsbild mit einer multifaktoriellen Genese.

5 Folgen der Adipositas

Ein erhöhtes Körpergewicht stellt ein erhebliches Risiko für die Entstehung vieler Erkrankungen dar. Die oft schleichende Entwicklung dieser Krankheiten ist ein weiteres Problem, da diese von den Betroffen anfangs kaum bemerkt werden und dadurch erst zu einem späteren Zeitpunkt in den Krankheitsverlauf eingegriffen werden kann, was wiederum die Prognose für die Genesung verschlechtert. Je länger Übergewicht oder Adipositas bestehen, desto höher wird die Wahrscheinlichkeit der Entwicklung schwerer Begleiterkrankungen mit teilweise lebensbedrohlichen oder tödlichen Folgen (Rathmanner et al. 2006).

5.1 Medizinische Folgen

Das Erkrankungsrisiko steigt mit Alter, Ausmaß und Dauer des Übgergewichts (Tabelle 3).

Tabelle 3: Häufig auftretende medizinische Komplikationen bei Adipositas
Quelle: Modifiziert nach Ebbeling et al., 2002

Bereich	Komplikationen
Psychosozial	erniedrigtes Selbstwertgefühl
Pulmonologisch	Schlafapnoe
	Asthma
Gastrointestinal	Gallensteine
	Fettleber
Renal	Glomerulosklerose
Bewegungsapparat	Spreizfüße
	Genu valgum
	Epiphyseolysis capitis
	Blount Disease
Neurologisch und psychiatrisch	Pseudotumor cerebri
	Depression
	Essstörung
Kardiovaskulär	Dyslipidämie
	Bluthochdruck
	Koagulopathie
	Chronische Entzündung
	Endothelfunktionsstörung
Endokrin	Typ 2 Diabetes
	Pubertas praecox
	Polyzystische Ovarien
	Hypogonadismus

Je früher die Adipositas beginnt, unter Umständen bereits im Kindesalter, desto höher sind Morbidität und Mortaliät bezüglich der Folgekrankheiten (Freedman et al. 2001). Wunsch et al. (2005) diagnostizierten in ihrer Studie mit mehr als 1.000 übergewichtigen Kindern und Jugendlichen bereits in diesem jungen Alter bei einem Drittel der Untersuchten eine Hypertonie und bei einem Viertel Fettstoffwechselstörungen. Häufig ist ein gemeinsames Auftreten dieser kardiovaskulären Risikofaktoren evident und führt bereits im Kindesalter zu ersten arteriosklerotischen Veränderungen. Rathmanner et al. (2006) wiesen ein erhöhtes Risiko für die Entwicklung von Typ-2-Diabetes, Herz-Kreislauf-Erkrankungen, Mortalität und Morbidität beim metabolischen Syndrom, einer multifaktoriellen Stoffwechselstörung, nach. Die gleiche Art von Risikokonstellation fanden Wabitsch und Kunze (2006) bei manchen übergewichtigen Kindern und Jugendlichen.

5.2 Psychische und psychosoziale Folgen

Adipositas hat nicht nur pathologische Folgen, sondern oftmals auch psychosoziale Konsequenzen, wie Depressionen, Ängstlichkeit, soziale Diskriminierung, Selbstwertminderung oder soziale Isolation (Hauner et al. 2007; Abbildung 6). Viele dieser Konsequenzen ergeben sich aus dem adipositasbedingten Nachlassen der körperlichen Mobilität, der Abwertung des Selbstwertgefühls, der sexuellen Zufriedenheit und Belastbarkeit am Arbeitsplatz (Rathmanner et al. 2006). Stradmeijer et al. (2000) vertreten die Ansicht, dass die Höhe der psychosoziale Belastung für den Betroffenen unter anderem von Alter und Geschlecht abhängt.

Bei Kindern und Jugendlichen äußert sich ein negatives Bild vom eigenen Körper häufig durch Verhaltensauffälligkeiten und psychischen Störungen (Buddeberg-Fischer 1999). Holub und Götz (2003) weisen der Adipositas einen starken Einfluss auf die emotionale Entwicklung der betroffenen Kinder zu. Sie wiesen nach, dass Übergewichtigen und Adipösen bereits von sechsjährigen Altersgenossen häufig negativ besetzte Eigenschaften, wie faul, schlampig, schmutzig oder dumm, zugeschrieben wurden. Diese Verhaltensweisen ziehen unmittelbar soziale Isolation nach sich, da übergewichtige Kinder weit weniger als Spielkameraden oder Freunde akzeptiert und gewünscht werden als normalgewichtige Kinder. Wirth (2008) macht dies an einem Beispiel aus einer Studie deutlich: Werden einem normal entwickelten Kind drei Bilder mit einem normalgewichtigen, einem übergewichtigen und einem körperlich behinderten Kind gezeigt, so wäre das die Bilder betrachtende Kind nach eigener Aussage am wenigsten gern mit dem übergewichtigen Kind befreundet. Pudel führte dieses starke Distanzverhalten zu Übergewichtigen bereits 1998 auf das Erscheinungsbild der Adipositas zurück. Diese ließe sich nicht verstecken wie andere Erkrankungen, sondern sei stets für jedermann offensichtlich. Zudem wird in der öffentlichen Meinung Übergewicht als „*schuldhaft selbst verursachter Zustand*“ (Pudel 1998) betrachtet. Wirth (2003) zeigt auf, dass die Diskriminierung übergewichtiger Menschen bereits in der Schule beginnt, in der anschließenden Ausbildung fortgesetzt wird und je nach sozialer Schicht mehr oder weniger stark ausgeprägt ist.

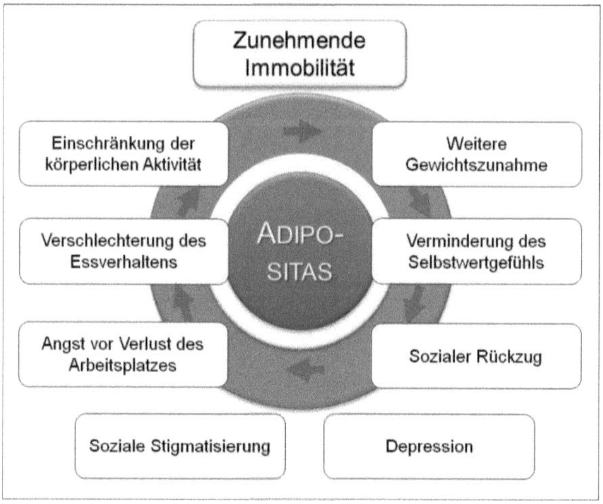
Zunehmende Immobilität
Weitere Gewichtszunahme
Verminderung des Selbstwertgefühls
Sozialer Rückzug
Depression
Soziale Stigmatisierung
Angst vor Verlust des Arbeitsplatzes
Verschlechterung des Essverhaltens
Einschränkung der körperlichen Aktivität
ADIPO-SITAS

Abbildung 6: Psychosoziale Folgen der Adipositas

Quelle: In Anlehnung an Wirth 2008.

6 Prävention

Der „Sachverständigenrat für Konzertierte Aktion" im Gesundheitswesen fordert, dass die Maßnahmen der Gesundheitsförderung und Prävention der Optimierung des Gesundheitssystems dienen müssen. Der Prävention der Adipositas kommt dabei eine besondere Bedeutung zu, da

- Übergewicht und Adipositas epidemisch sind (WHO, 2000),
- die Erfolge der therapeutischen Interventionen begrenzt sind,
- frühmanifeste Adipositas ein nachhaltiges Gesundheitsrisiko darstellt und
- Adipositas durch die Folgeerkrankungen die öffentlichen Kassen erheblich belastet (Schneider, 1996).

6.1 Gesetzliche Grundlagen

Die primären Präventionsaufgaben der Ärzte umfassen die Vorsorge (beispielsweise durch Impfungen) und andere Maßnahmen zur Vermeidung von Krankheiten, wie beispielsweise die individuelle Beratung zu einer gesundheitsfördernden Lebensweise. Der Erfolg ärztlicher Prävention hängt dabei insbesondere von der Tiefe der Kenntnis der Lebensumstände und der Kontinuität in der Betreuung von Menschen unterschiedlicher biopsychosozialer Genese ab.

Sekundäre Präventionsmaßnahmen zur Krankheitsfrüherkennung umfassen derzeit die Kinder-, Jugend- sowie Gesundheitsuntersuchungen bei Erwachsenen (Krebsvorsorge, Früherkennung von Diabeteserkrankungen und andere). Die Vorsorge bei Schwangeren ist ebenfalls seit Jahrzehnten ein fester Bestandteil der staatlichen Präventionsmaßnahmen.

Als zusätzliche ärztliche Leistung kann beispielsweise die Ernährungsberatung gemäß dem aktuellen EBM als Beratung im Rahmen der Grundpauschalen erbracht, jedoch nicht gesondert berechnet werden. Dies gilt ebenso für die Erstellung eines schriftlichen Diätplans.[2] Ein Präventionsgesetzentwurf, der die Primärprävention als im Gesundheitssystem zu etablieren versuchte, ist im Jahr 2005 leider gescheitert (Rosenbrock 2006).

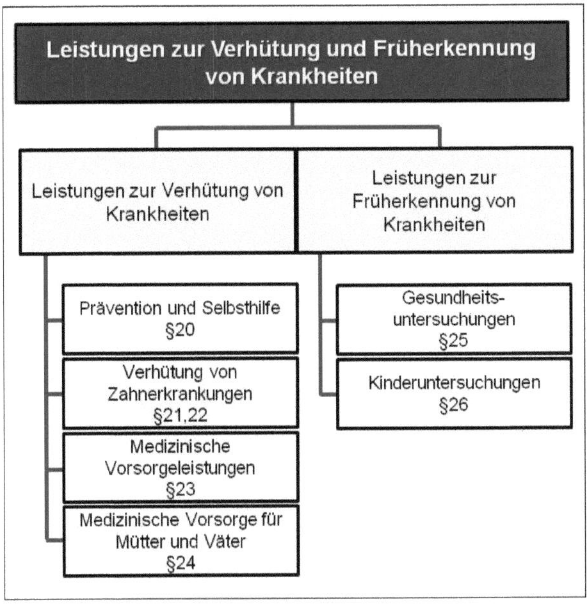

Abbildung 7: Gesetzliche Grundlage: Sozialgesetzbuch (SGB) V (Krankenversicherung)

Quelle: Eigene Darstellung

6.2 Wege der Adipositasprävention

Die Weltgesundheitsorganisation teilt Prävention in universelle oder allgemeine, selektive und gezielte bzw. indizierte Prävention unterschieden (WHO 2000b; Abbildung 8).

[2] Vgl. EBM Kapitel VI Anhänge, Verzeichnis der nicht gesondert berechnungsfähigen Leistungen.

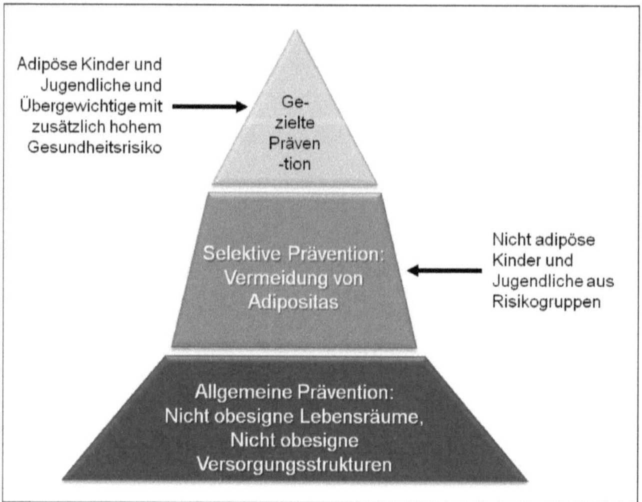

Abbildung 8: Einteilung der Präventionskonzepte/Differenzierung von Präventionsstrategien

Quelle: Eigene Darstellung nach WHO, 2002.

Die *universelle Prävention* richtet sich an möglichst viele Personen/ Bevölkerungsschichten und integriert Gesundheitsförderung und Public-Health-Ansätze in stärkerem Umfang als die Primärprävention (Lob-Corzilius 2007). Diese Maßnahmen werden in Anlehung an die Ottawa- Charta der WHO in einem bestimmten Lebensumfeld, wie Schulen, Familien, in der Kinderbetreuung oder ärztlichen Einrichtungen.

Die Konzepte unterscheiden sich abhängig vom Interventionszeitpunkt (Garner und Wooley 1991):

1. Die *primäre Prävention* beinhaltet Maßnahmen zur Vermeidung von Erkrankungen oder gesundheitsschädigendem Verhalten.
2. Die *sekundäre Prävention* umfasst Maßnahmen zur Früherkennung von Erkrankungen oder Risiken.
3. Die *tertiäre Prävention* bezieht sich auf Maßnahmen zur Verzögerung des Krankheitsverlaufs, zur Vermeidung von Rückfällen und Folgeschäden.
4. Die *selektive Prävention* zielt auf potenzielle Risikogruppen, die aus genetischen, biologischen oder sozialen Gründen (etwa weil sie einer benachteiligten Schicht angehören) besonders gefährdet sind (Wabitsch und Kunze 2006).

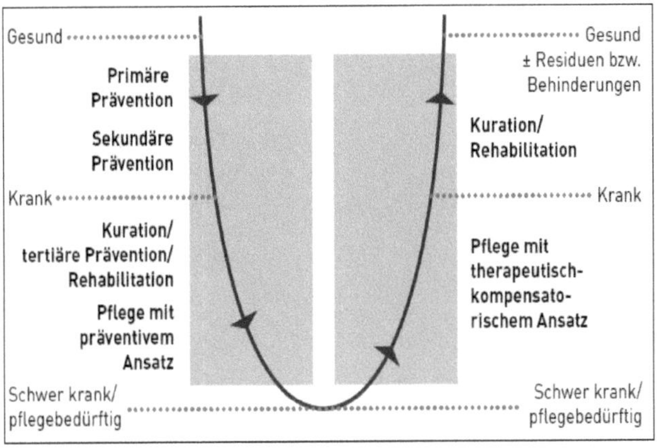

Abbildung 12: Übersicht über Präventionskonzepte

Quelle: Eigene Darstellung

Es wird erheblicher struktureller Maßnahmen bedürfen, um die stete Verbreitung von Übergewicht und Adipositas langfristig zu unterbinden und den Trend der letzten Jahre umzukehren. Nestle und Jacobson (2000) sehen in der medizinisch begleiteten Prävention auch aus Gründen der Kostenersparnis durch ein bereits bestehendes, gut ausgebautes medizinisches Infrastrukturnetz die derzeit effektivste Vorgehensweise. Diese kann durch die Verhaltensprävention, durch die auf das Verhalten von Individuen oder homogenen Gruppen direkt Einfluss genommen werden kann, sowie die Verhältnisprävention, welche die Risiken in den Umwelt- und Lebensbedingungen eruiert, komplettiert werden. Auf diese Weise wird der Bevölkerung die kompetente Einflussnahme auf ihre Gesundheit ermöglicht. Die bisherigen Maßnahmen in diesem Bereich sind leider nicht ausreichend, wie die fortgesetzt steigende Tendenz zu Übergewicht und Adipositas klar zeigen (Summerbell et al. 2005).

Die Ursachen sind einerseits in der sehr theorielastigen Vorstellung, der noch unzureichenden Qualitätssicherung der eingeleiteten Maßnahmen sowie der mangelnden Teilnahme der betroffenen Personen zu suchen.

6.3 Präventionsziele

Prävention hat grundsätzlich die Aufgabe, Krankheiten oder Gesundheitsgefährdungen durch Mittel und Methoden der Vorbeugung vor ihrem Auftreten zu verhindern. Im Kontext dieser Studie bedeutet Prävention, der weiteren Ausbreitung von Übergewicht und Adipositas entgegenzuwirken, indem verhindert wird, dass Normalgewichtige übergewichtig oder Übergewichtige adipös werden und diejenigen, die Gewicht reduziert haben, wieder zunehmen. Die Erreichung des Zieles der Trendumkehr in der Adipositasprävention inkludiert noch andere, weit über diese Maßnahmen hinausgehende Schritte. So sind die Schaffung und der Erhalt gesunder Lebensräume, die Bereitstellung gesundheitsdienlicher Ressourcen sowie die Verbesserung des Ernährungszustandes der Bevölkerung ebenso notwendig. Die Bildung der Menschen in Bezug auf ihre Ernährung und die Zusammenhänge mit dem Körpergewicht, die biologischen Prozesse und wie sie durch das Essverhalten beeinflusst werden sowie die Änderung der Einstellungen zur Ermöglichung eines besseren, Übergewicht reduzierenden Lebensstils durch die umfassende Umsetzung dieses Wissens im Alltag bilden die dritte Säule eines solchen notwendigen Maßnahmenpakets. (WHO 2000, AGA 2004)

7 Prävention in der Arztpraxis

Arztpraxen bieten zahlreiche Ansatzpunkte für die primäre, sekundäre und tertiäre Prävention, werden derzeit jedoch nur unvollständig ausgeschöpft.

Die Anerkennung von Prävention als eigenständigem Ausbildungsinhalt in der universitären Ausbildung der Ärzte durch Aufnahme in das Curriculum der Approbationsordnung für Ärzte erfolgte in Deutschland im Jahr 2003 und damit relativ spät. Ärztliche Gespräche als wesentlicher Bestandteil der Präventivberatung wurden ebenso erst zu diesem Zeitpunkt in die Ausbildungsinhalte aufgenommen. Daraus ergibt sich, dass die aktuell tätigen Ärzte überwiegend das Erkennen und Behandeln von bereits bestehenden Erkrankungen als ihre Aufgabe sehen und primäre Prävention und Gesundheitsförderung aus ihrem Tätigkeitsfeld weitgehend ausklammern (Heintze 2010).

Nachhaltige Änderungen sind entsprechend notwendig. Abbildung 9 zeigt die Ergebnisse einer Befragung von 513 klinisch tätigen Ärzten zur Aufwertung der Präventivmaßnahmen im Bereich ihres Arbeitalltags.

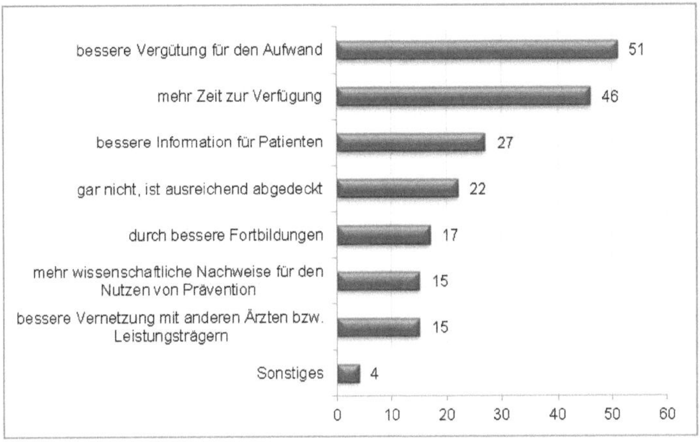

Abbildung 9: Ärztebefragung (n = 513) zur Verbesserung des Stellenwertes der Prävention in der ärztlichen Praxis 2004.

Quelle: Newsletter der Bertelsmannstiftung 2006; 1

Daraus geht klar hervor, dass es aus Sicht der Ärzte insbesondere an finanziellen und zeitlichen Anreizen mangelt. Eine Erklärung dafür liegt möglicherweise in der Grundannahme der Ärzte, Prävention gehöre nicht in ihr Arbeitsgebiet, sondern ist eine zusätzlich zu erbringende Leistung, die dann auch zusätzliche finanzielle Mittel und mehr Zeit dafür erbringen müsse. Dieser Annahme kann sich der Verfasser nicht anschließen, da Prävention der Verhinderung von Krankheiten dient und sich daraus ergibt, dass mit mehr Prävention weniger Krankheiten behandelt werden müssen, was das Zeit- und Finanzkontingent ausgleichen sollte. Stattdessen präsentiert sich eine zwar hinreichende, dennoch ungenutzte medizinische Infrastruktur mit einem Mangel an der notwendigen Beratungszeit: Die Barmer GEK zeigt in ihrem „Arztreport 2010", dass im Jahr 2008 eine Anzahl von 92,9 % der Bundesbürger mindestens einmal einen Arzt aufgesucht hat (Abbildung 10).

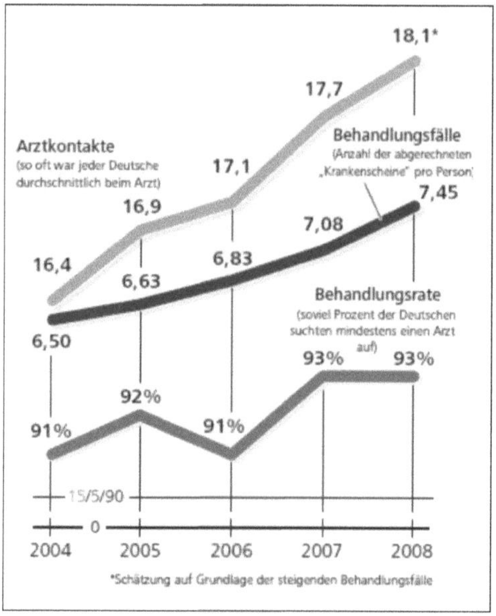

Abbildung 10: Ambulante ärztliche Versorgung in Deutschland
Quelle: BARMER GEK, Arztreport 2010

Diese hohe Frequenz bietet neben der bereits erwähnten gut ausgebauten medizinischen Infrastruktur die optimale Plattform für die Installation primärer Präventionsmaßnahmen. Dem gegenüber steht die erhebliche Behandlungsfrequenz deutscher Ärzte, die im Vergleich mit internationalen Studien ungefähr um 100% höher liegt als in anderen Ländern, und dem damit verbundenen Mangel an Zeit, die der Arzt für jeden einzelnen Patienten zur Verfügung hat (Barmer 2010). Ohne hinreichend Zeit ist ein vernünftiges Gespräch sicher auch nicht durchführbar, so dass an dieser Stelle weitere Schritte zur Erweiterung des Zeitfensters pro Patient ergriffen werden müssen. Sofern der Patient nicht akut erkrankt ist, bieten sich beispielsweise Kontrolluntersuchungen, Besprechungen von Laborergebnissen etc. für präventive Ansätze in den Arztpraxen an.

Abbildung 11 zeigt eine Zuordnung der häufigsten Diagnosen aus dem Jahr 2008. Rückenschmerzen, Hypertonie, Fettstoffwechselstörungen oder biomechanische Funktionsstörungen können Folgen von Übergewicht und Adipositas sein. Daraus lässt sich ebenfalls ein dringender Handlungsbedarf erkennen.

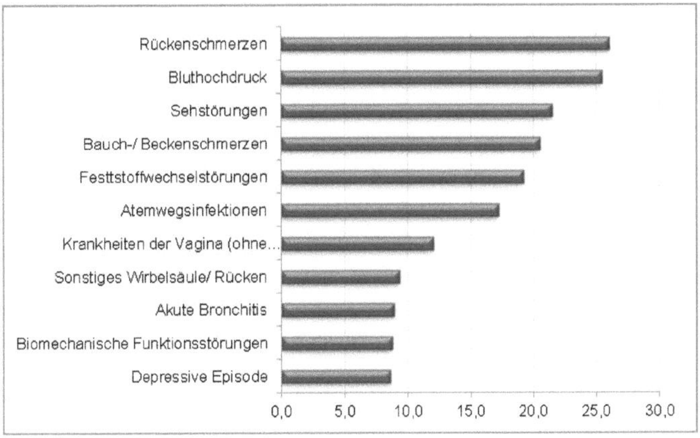

Abbildung 11: Anteil der Bevölkerung mit Diagnosen aus der ambulanten ärztlichen Versorgung in Deutschland 2008, Angaben in Prozent

Quelle: Eigene Darstellung nach BARMER GEK Arztreport 2010

Die Nachhaltigkeit der Präventionsmaßnahmen kann durch eine systematische Verankerung im Kontakt mit dem Patienten gefördert werden, was jedoch die Erreichbarkeit der Zielgruppe voraussetzt. Doering et al. (2002) fanden heraus, dass viele Hausärzte den Bereich der Prävention als wesentlichen Bestandteil der eigenen Tätigkeit empfinden und erkannt haben, dass ihnen als „Lotsen im System" insbesondere für Patienten mit erhöhten Risikofaktoren eine Schlüsselfunktion bei der Durchführung individualpräventiver Maßnahmen zukommt. Gesundheitsberatung ist hier besonders effektiv, wenn das Vertrauen in den Arzt durch eine langjährige medizinische Betreuung bereits vorhanden ist. Auf diese Weise wirkt der Hausarzt auch als Fürsprecher und Multiplikator, was öffentliche Kampagnen und andere Maßnahmen verstärken kann.

Die US-amerikanische Einrichtung zur Etablierung präventiver Maßnahmen in der Gesundheitsförderung, die „*Preventive Services Task Force*"[3], wies bereits 1996 darauf hin, dass der effektiven verhaltensbezogenen Primärprävention ein höheres Potenzial zur Verbesserung der Gesundheit innewohnt als vielen Routineuntersuchungen zur Krankheitsfrüherkennung. Einige Jahre nach dieser Aussage waren die Ergebnisse zur Bekräftigung dieser These evident. Selbst kurze Beratungen zeigten messbare Effekte. (Agency for Healthcare Research and Quality 2005).

[3] Sonderkommission für Vorbeugungsmaßnahmen (freie Übersetzung des Autors)

Thande et al. (2009) sind der Ansicht, dass Menschen, denen der Arzt ihres Vertrauens eine Gewichtsreduktion anrät, diesem Rat eher folgen als wenn dieser lediglich von einem Familienmitglied oder im Freundeskreis ausgesprochen wird. Das Wort des Arztes hat hier offenbar mehr Gewicht. Es fehlen hierzulande systematische Erhebungen zu spezifischen Maßnahmen im Bereich der Adipositasprävention durch den Hausarzt, was an dieser Stelle angeregt werden soll.

Begrenzte Zeitressourcen verbunden mit den aktuellen strukturellen Rahmenbedingungen erlauben im Praxisalltag meist keine längere Beratung durch die behandelnden Ärzte. Die Untersuchung „Check-up 35", die eine Gesundheitsberatung enthält, wird von lediglich 20 % der anspruchsberechtigten Personen (ab 35 Jahre, alle zwei Jahre), bei den 50- bis 69-Jährigen zu ca. 40 % wahrgenommen (Gesundheitsberichterstattung des Bundes 2010[4]).

Die Darstellungen bisher betreffen erwachsene Menschen. Doch welche Einflussmöglichkeiten haben Pädiater im Rahmen der Adipositasprävention von Kindern und Jugendlichen?

Bislang liegen nur wenige Publikationen mit inkonsistenten Ergebnissen zu dem Ansatz der Prävention durch Pädiater vor. Die Überwachung der Durchführung von Untersuchungen bei Kindern ist zwischenzeitlich gesetzlich vorgeschrieben. Nehmen Eltern die Untersuchungen ihrer Kinder nicht wahr, werden sie an die Teilnahme z. B. durch das Jugendamt erinnert.

Walker et al. (2002) berieten 304 von 1.516 Teenagern (etwa 14 bis 15 Jahre) durch ausgebildete HelferInnen über gesundheitsförderliches Verhalten. Die Jugendlichen der Interventionsgruppe zeigten im Bereich der Ernährung und Bewegung ein stärker ausgeprägtes Bewusstsein und ein gesundheitsdienlicheres Verhalten als diejenigen, die nicht beraten wurden. Im weiteren Zeitverlauf wurde die Beratung nicht mehr weitergeführt und die anfangs positiven Unterschiede waren nach zwölf Monaten nicht mehr existent. Die Autoren folgerten, dass die Maßnahmen aufgrund der einfachen Umsetzung und kostengünstigen Anwendung zur Ausweitung ermuntern sollte, eine Partizipation der Zielgruppe (Teenager) an der konkreten Ausgestaltung der Maßnahme und Einflussnahme auf das Ausbildungskonzept erfolgten allerdings nicht, könnten jedoch zu einer Optimierung beitragen. Die Problematik des kindlichen Übergewichts ist in diesem Setting nicht unbekannt. In einer

---

[4] Online abrufbar unter: http://www.gbe-bund.de/oowa921 install/servlet/oowa/aw92/dboowasys921.xwdevkit/xwd_init?gbe.isgbetol/xs_start_neu/&p_aid=i&p_aid=89146805&nummer=283&p_sprache=D&p_indsp=-&p_aid=58018139, 03.07.2011

Umfrage von Jelalian et al. wurden 1.243 Ärzte in den USA befragt. Die meisten gaben an, dies häufig zu thematisieren, auf die möglichen Folgeerkrankungen hinzuweisen und Lösungswege, wie mehr Bewegung etc., vorzuschlagen. Die Ergebnisse seien jedoch nicht befriedigend, was nach einer gewissen Zeit zu einer Art Frustration oder Resignation führe. Die Autoren postulieren, dass ein generelles Grundverständnis der Zielgruppen, die Beteiligung an der Gestaltung der Maßnahme unter Berücksichtigung Gleichaltriger dazu beitragen könnten, Hemmschwellen abzubauen und Platz für neue Motivation zu schaffen.

7.1 Aufgabenspektrum

Die Möglichkeiten zur individuellen Prävention durch den Arzt sind vielfältig. Sie umfassen folgende Punkte:

1. frühzeitige Identifikation und ggf. diagnostische Abklärung von verhaltensbezogenen (z. B. Bewegungsmangel, psychische Belastung), verhältnisbezogenen (z. B. Wohnumfeld) und iatrogenen (z. B. Fehl- bzw. Übermedikation) Risikofaktoren;
2. die Ermittlung von Ressourcen, Änderungsbereitschaft und Barrieren bei den Patienten;
3. die Vermittlung von Informationen zu gesundheitsförderlichem und -schädlichem Verhalten; Hilfe beim Verständnis von Zusammenhängen vor dem biografischen Hintergrund des Patienten;
4. die Förderung der Selbstverantwortung für die eigene Gesundheit durch Wissen um Entscheidungsalternativen, Kompetenzen zu ihrer Realisation sowie Möglichkeiten ihrer Umsetzung im Alltag;
5. die Definition von realistischen Zielen gemeinsam mit dem Patienten und Erarbeitung von Wegen zur Zielerreichung;
6. das Monitoring des weiteren Verlaufs und die Unterstützung bei der Umsetzung;
7. die Unterstützung von präventivem Verhalten und die Förderung der Inanspruchnahme präventiver Maßnahmen nach einer Rehabilitation;
8. die Empfehlung geeigneter präventiver Maßnahmen und Weiterleitung des Patienten an entsprechende Einrichtungen. (Troschke et al. 2006)

Diese Aufgabenbereiche benötigen zu ihrer Erfüllung spezifische Kenntnisse des Arztes, wie die Möglichkeiten der Prävention innerhalb der verschiedenen Lebensphasen, Strategien und Ansätze und Kenntnis über deren Wirksamkeit (Abbildung 12).

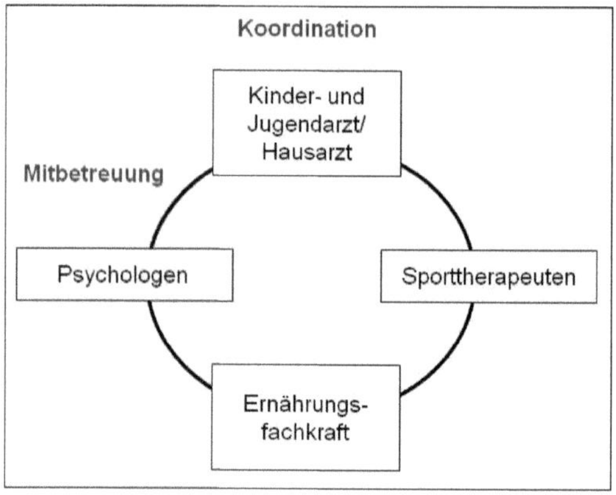

Abbildung 12: Gezielte Prävention – mögliche Maßnahmen
Quelle: Eigene Darstellung

7.2 Patientenerwartungen an den Arzt

Klingenberg et al. (1999) griffen in Ihrer Arbeit die Daten aus der europäischen Gemeinschaftsstudie „*European Project on Patient Evaluation of General Practice Care*“ (EUROPEP) auf, in der für Deutschland bestimmte Patientenerwartungen an den Hausarzt herausgestellt wurden (Tabelle 4).

Tabelle 4: Patientenerwartungen

Quelle: Eigene Darstellung nach EUROPEP

Ich möchte, dass der Arzt...	stimme sehr stark zu	stimme stark zu	stimme zu	neutral/ stimme nicht zu
Faktor 1: Kommunikation				
...mit meinen Ängsten umgeht	27	23	38	12
...den Hauptgrund für mein Kommen versteht	28	29	40	3
...an meinen Fragen interessiert ist	24	26	39	11
...das Problem gut erklärt	45	31	22	2
Faktor 2: Partnerschaft				
...interessiert daran ist, was ich für das Problem halte	26	24	35	16
...mit mir das Problem diskutiert	27	27	33	13
...daran interessiert ist, welche Behandlung ich will	22	21	34	23
...die Behandlung mit mir diskutiert	27	25	34	14
Faktor 3: Gesundheitsförderung				
...mir rät, wie ich das Risiko weiterer Krankheiten reduziere	24	24	41	11
...mir rät, wie ich zukünftig gesund bleibe	23	24	38	15
andere Aspekte				
klinische Untersuchung	14	18	32	36
Medikamentenverschreibung	5	5	15	76
emotionale Bedürfnisse verstehen	17	17	37	30

Die Auswertung ergab, dass die Patienten von ihrem Arzt vor allem Zeit und Raum für ihre individuellen Probleme erwarten. Darüber hinaus wird die Kompetenz des Arztes, insbesondere die Kenntnis aller verfügbaren Heilmethoden, die kritische Abwägung der Medikation und die Implementierung und das Wissen um neue Ergebnisse aus der Forschung von den Patienten gewünscht. Ein dritter Wunschkomplex betraf die Organisation und rasche Terminvergabe. Interessant war, dass sich viele Patienten eine vorbeugende Beratung erhoffen. Diese Auswertung belegt, wie wichtig die Arzt-Patienten-Kommunikation aus Patientensicht ist. Die eigentliche ärztliche Behandlung tritt hierbei in den „Hintergrund".

Nach einer Studie von Little et al. (2001) legten 99 % von 824 befragten Patienten Wert auf die Arzt-Patient-Kommunikation, 87 % auf die partnerschaftliche Beziehung und Interesse des Arztes an den Lebensumständen des Patienten und von 89 % wurde die Gesundheitsförderung als wichtig erachtet. Den Erklärungen des Arztes wurde die größte Bedeutung beigemessen (99 %), der Wunsch nach einer klinischen Untersuchung (63 %) und nach einer Medikamentenverschreibung (25 %) waren weniger ausgeprägt.

8 Voraussetzungen für eine erfolgreiche Arzt-/ Patientenkommunikation

Roter und Hall stellten 1997 fest, welche Kriterien für eine gute Kommunikation und eine optimale Zielerreichung in der Arzt Patientenkommunikation wesentlich sind:

1. der emotionalen Beziehung zwischen den Gesprächspartnern,
2. der Einschätzung der fachlichen Kompetenz des "Redners" durch die "Zuhörer",
3. der Einstellung beider Gesprächspartner zum Thema des Gesprächs.

Ein neutrales, aufgabenbezogenes und dem Patienten zugewandtes Verhalten löst offenbar große Zufriedenheit aus und stärkt die sozial-emotionale Kommunikation. Daraus wird ersichtlich, dass eine erfolgreiche primäre Prävention im ärztlichen Gespräch nicht nur von der Einbeziehung individueller Lebensbedingungen und einer aktiven Teilnahme des Patienten selbst abhängig ist, sondern auch von einer guten Beziehung auf der sozial-menschlichen Ebene des Patienten zu seinem Arzt.

8.1 Arzt-Patienten-Beziehungen

Roter und Hall (1997) unterscheiden zwischen vier unterschiedlichen Typen der Arzt-Patient-Beziehung:

Bevormundung: Der Arzt hat eine hohe, der Patient wenig Kontrolle über die Behandlung.

Konsumhaltung: Der Patient ist als Konsument von ärztlichen Angeboten dominant.

Gleichgültigkeit: Es fehlt an Einfluss auf beiden Seiten. Der Arztbesuch erinnert eher an eine „rituelle Handlung“, die dem Patienten keine aktive Rolle gestattet.

Gegenseitigkeit: Arzt und Patient nehmen aktiv Einfluss auf die Interaktion. Beide steuern mit Impulsen und Interessen dazu bei, dass eine Art "partnerschaftlicher Beziehung“ entsteht. Dieser Beziehungstyp besitzt für Präventionsmaßnahmen die besten Aussichten auf Erfolg.

Watzlawick et al. (2000) beschrieben, dass in einer Kommunikation sowohl die Selbsteinschätzung als auch die Einschätzung des anderen bedeutsam sind. Die Kommunikation verläuft dabei über mehrere Ebenen, was den Autor dazu veranlasste, seinen mittlerweile zu einiger Berühmtheit gelangten Ausspruch *„Man kann nicht nicht kommunizieren“* zu formulieren. So beschreibt auch Schellenberg:

"Jede bewusst und unbewusst wahrgenommene Information wird durch die Einstellung zu sich selbst und zum Kommunikationspartner beeinflusst. Jede gegebene Information wird durch die subjektive Interpretation des 'Empfängers' gefiltert." (Schellenberg 2006).

8.2 Verhalten von Ärzten gegenüber Übergewichtigen/Adipösen

Puhl und Brownell (2006) berichten von zahlreiche Studien über negative Einstellungen von Medizinern gegenüber Patienten mit Adipositas. Befragungen aus unterschiedlichen Gesundheitssystemen und Kontexten zeigen, dass Ärzte Übergewichtige oder Adipöse mit vielfältigen Vorbehalten wahrnehmen. Beispielsweise gaben Bocquier et al. (1999) an, dass 30 % von 600 befragten Hausärzten in Frankreich übergewichtige im Gegensatz zu normalgewichtigen Patienten als träge und zügellos beschreiben. Für die Behandlung wurde von 60 % der Ärzte das Problem der fehlenden Motivation herausgestellt. Ähnliche Ergebnisse lieferte eine Studie von Campbell et al. (2000). Hierbei wurden 752 australische Hausärzten befragt und die überwiegende Zahl gab ebenfalls fehlende Mitarbeit und Motivation der Patienten an. Fogelmann et al. (2002) fanden dieselben Ergebnisse bei israelischen Hausärzte, deren übereinstimmende Meinung war, dass Übergewichtigen die Willensstärke im Gegensatz zu normalgewichtigen Menschen fehlen würde. So verwundert es nicht, dass in einer Befragung von 620 US-amerikanischen Familienärzten durch Foster et al (2003b) adipöse Patienten als eher linkisch und unattraktiv charakterisiert wurden, wobei die Mediziner den Mangel an Bewegung und die verstärkte Nahrungsaufnahme für ursächlich halten. Englische Hausärzte stellten in einer qualitativen Befragung durch Epstein und Odgen (2005) ebenfalls die Patientenverantwortung heraus. Neben der Frustration über die geringe Konsequenz der ärztlichen Beratung befanden die Ärzte insbesondere die Verantwortung des einzelnen Patienten im Umgang mit seinem Übergewicht als wichtig.

Hinzu kommt, dass Ärzte den Erfolg einer Beratung zur Gewichtsreduktion als gering einschätzen und möglicherweise aus diesem Grund auf weitergehende Beratungen verzichten (Hebl und Xu 2001). An dieser Stelle sei darauf hingewiesen, dass Heintze et al. (2008) die Meinung vertreten, eine Beratung Übergewichtiger unterscheide sich nicht wesentlich von einer in der Primärversorgung bereits etablierten Beratung bei Herz-Kreislauf-Erkrankungen, was die allgemeine Dringlichkeit guter Beratungskompetenz in Lebensstilfragen zu Ernährung und Bewegung auch unabhängig vom Gewicht unterstreicht. Menschen mit einer Gewichtszunahme werden zudem, so die Autoren, in der Primärversorgung selten auf ihr Gewicht angesprochen. Galuska et al. (1999) zeigten zudem, dass das

Übergewicht von Frauen, ein höherer Bildungsgrad und zurückliegende Abnahmeversuche häufiger mit hausärztlichen Beratungen assoziiert waren.

Bei der weit verbreitenden Vorstellung fehlender Motivation Übergewichtiger zur Lebensstilveränderung überrascht es, dass Patienten ihre Motivationslage als wesentlich besser einschätzen (Bocquier et al. 2000). Befort et al. (2006) konnten ebenfalls in einer Befragung zeigen, dass Übergewichtige ihre Bereitschaft zur Gewichtsreduktion höher einschätzten als die gleichzeitig befragten Ärzte vermuteten. Die Ursachenannahmen von Ärzten und übergewichtigen Menschen unterscheiden sich grundlegend, was ein Grund für die divergierenden Meinungen und Vorstellungen zur Bereitschaft, ärztlichen Rat anzunehmen sein kann. So sind englische Hausärzte beispielsweise überzeugt von der Eigenverantwortung der Übergewichtigen nicht nur ihrem aktuellen Gewicht, sondern auch der Reduzierung ihres Gewichtes gegenüber. Die englischen Übergewichtigen hingegen sehen die Ursachen ihres Gewichtes eher im medizinischen Bereich (Ogden et al. 2001).

Aus den vorgestellten Studien und im Zusammenhang mit den Erkenntnissen der Kommunikationsforschung von Watzlawick und anderen wird deutlich, dass hier eine Diskrepanz besteht, die eine erfolgreiche Beratung Übergewichtiger durch den Arzt hemmen kann. Ärzte sollten sich ihrer Steorotype und Vorurteile bewusst werden und diese überwinden lernen, da sie diese im Gespräch an den Patienten transportieren, der sich dadurch nicht verstanden fühlt und auf dieser Ebene keinen Rat annehmen möchte. Dieser Zustand ist suboptimal. Die Erreichung des Ziels einer Trendwende in der Bewältigung der fortschreitenden Zahl der von Adipositas betroffenen Menschen muss klar einhergehen mit der Bereitschaft der Ärzte, für zukünftige Strategien und Beratungsaktivitäten optimal auf Patientenanliegen eingehen zu können.

8.3 Patientensicht

Wenig überraschend ist aus den Überlegungen im vorherigen Abschnitt, dass Patienten tatsächlich übergewichtsbedingte Vorurteile in ärztlichen Konsultationen wahrnehmen. Puhl et al. (2006) berichten, dass 53 % von 2.449 befragten Frauen bereits unangemessene Kommentare von Ärzten zu ihrem Übergewichts gehört haben. Die Studienteilnehmer erwähnten ebenso als diskriminierend empfundene Bemerkungen des Pflegepersonals (46 %) und der Ernährungsberater (37 %). Präventive Vorsorgeangebote zur Tumorfrüherkennung werden zudem von adipösen Menschen später in Anspruch genommen, was ebenfalls einer Stigmatisierung zugesprochen wird.

Für Deutschland liegen umfassende Studien derzeit noch nicht vor, sodass hier nur Vermutungen auf der Basis anderer Befunde angestellt werden können. Dem Autor der hier vorliegenden Arbeit scheint es sehr wahrscheinlich, dass in deutschen Arztpraxen ähnliche Vorurteile herrschen. Sowohl die Studien aus anderen Ländern als auch eigene Beobachtungen in verschiedenen deutschen Arztpraxen und deren Umgang mit übergewichtigen Menschen lassen diese Vermutung zu. Und falls dem so ist, fällt die Vorstellung von einer Barriere übergewichtiger Menschen, den Arzt vor Auftreten von Folgeerscheinungen zu konsultieren und medizinischen Rat zur Gewichtsreduktion zu erbitten, also selbst aktiv zu werden, sehr leicht.

Heintze et al. (2008) postulieren die Möglichkeit einer Steigerung der Annahme von Vorsogeuntersuchungen durch adipöse Personen und die damit verbundene Verbesserung der Effektivität hausärztlicher Beratung, wenn Ärzte die Annahmen der Patienten zur Entstehung ihrer Adipositas ernsthaft in Betracht ziehen würden. Bereits eine geringe Gewichtsreduktion kann, wenn sie über die Zeit gehalten wird, signifikant die Lebensqualität und die Gesundheit der Betroffenen steigern. Hier zeigt sich erneut die hohe Bedeutung der niedergelassenen Ärzte bei der Prävention und Reduktion von Übergewicht und Adipositas: Menschen, denen ihr Arzt eine Gewichtsreduktion empfiehlt, werden eher geneigt sein, einen ernsthaften Versuch zu unternehmen, als Patienten ohne eine derartige Empfehlung (Thande et al. 2009).

8.4 Wandel der Fremd- zur Selbstverantwortung der Patienten

Arora und McHorney (2000) beschreiben die bevorzugte passive Rolle, die Patienten bis in die 1980er-Jahre im medizinischen Behandlungsprozess einnahmen. Die Autoren stellen fest, dass diese Rollenverteilung den Bedürfnissen der meisten Patienten entsprach. Eine andere Studie aus dem Jahr 2004 von Böcken et al. zeichnet hingegen das Bild des auf eigenen Wunsch aktiv an der medizinischen Beurteilung beteiligten Patienten, die von der Politik gleichermaßen gefordert wird. Es hat sich demnach ein starker Wandel im Miteinander zwischen Arzt und Patient vollzogen. Coulter und Magee (2003) führten in acht europäischen Ländern eine Patientenstudie mit 8.119 Befragten durch. Dabei ergaben sich folgende Ergebnisse:

1. Gruppe: 23 % wollten selbst über die Behandlung bestimmen,
2. Gruppe: 26 % möchten den Arzt entscheiden lassen,
3. Gruppe: 51 % wollen gemeinsam mit dem Arzt über die Behandlungsmethode entscheiden.

Ältere Patienten (> 65 Jahre) gehörten wesentlich häufiger (32 %) zur 2. Gruppe. Personen mit Universitätsausbildung waren häufiger der 3. Gruppe zuzuordnen (55 %) als Personen mit Volksschulabschluss (46 %).

Hurrelmann (2000, S. 131) teilt den Umgang der Patienten mit dem Arzt und ihrer Krankheit wie folgt ein:

- Fremdverantwortung für die Krankheit
  Der „Gesundheitsexperte“ definiert und bestimmt, wie die Behandlung abläuft. Der Nachfrager ist als Patient abhängig und wird durch den Experten gesteuert. Die Krankheit ist "Eigentum" des Experten.

- Selbstverantwortung für die Krankheit (Gesundheit!)
  Der Patient pflegt einen partnerschaftlichen Umgang mit dem Arzt, er berät sich mit ihm und den übrigen „Gesundheitsexperten“. Die Krankheit ist Eigentum des Patienten/Klienten, er ist „Mitproduzent“ beim Wiedergewinn von Gesundheit.

Der Wandel in der Rolle des Patienten vollzieht sich nicht nur in der Verantwortung für seine Krankheit, sondern in hohem Ausmaß auch in der Verantwortung für seine Gesundheit. Seine Gesundheit ist sein Kapital, mit dem er verantwortungsbewusst umgehen will und soll. Vermittlung und präventive Gesundheitserziehung findet dort statt, wo "Gesundheitsexperten" tätig sind. Damit sind zuallererst Ärzte gemeint und sie werden im heutigen Gesundheitswesen zunehmend nicht nur als "Krankheitsheiler", sondern auch als "Gesundheitsförderer" und damit als „Krankheitsverhüter" gesehen.

9 Umsetzung der Prävention in der Praxis/mögliche Instrumente

Die individualisierte Prävention bietet ein hohes Potenzial zur Gesundheitserhaltung, soweit ein Beratungswunsch von Patienten besteht oder eine Lebensstilberatung im Kontext kardiovaskulärer Begleiterkrankungen notwendig ist (Heintze et al. 2009).

9.1 Patientenkontakte

Der Praxisalltag ist aktuell noch nicht die Anlaufstelle von Patienten für die notwendigen Maßnahmen zur Prävention oder Reduzierung von Übergewicht und Adipositas. Die Mediziner kennen die Risikofaktoren und wissen, welche Folgeerkrankungen ein zu hohes Körpergewicht haben können, dennoch gehen sie sparsam mit Empfehlungen zur Gewichtsreduktion um, selbst wenn dies anhand der über dem Durchschnitt liegenden BMI-Werte sinnvoll und dem betroffenen Menschen gesundheitlich zuträglich wäre. Die Gründe für diese Unterversorgung sind vielfältig und teilweise systembedingt. (Bramlage et al. 2004)

Wie bereits beschrieben, wird das für den einzelnen Patienten zur Verfügung stehende Zeit- und Finanzkontingent als zu gering für ein notwendiges medizinisches Begleiten von Änderungen der Lebensweise hinsichtlich Ernährung und Bewegung erachtet. Müller und Kurth (2007) sehen zudem einen Mangel in der medizinischen Ausbildung und der dadurch fehlenden Kenntnis der Ärzte hinsichtlich der Herangehensweise, den möglichen Ansätzen und Methodiken zur Prävention und Intervention bei drohendem oder tatsächlich vorhandenem Übergewicht. Bramlage (2004) verweist auf die Befragungen der niedergelassenen Ärzte und vertritt die Ansicht, diese empfinden die Behandlung von Übergewicht und Adipositas als schwierig und langwierig, was dazu führt, dass notwendige Schritte häufig nicht eingeleitet würden. Müller/Kurths und Bramlages Sicht hängen möglicherweise zusammen. Mangelnde Kenntnis über mögliche Herangehensweise selbst bei offensichtlich notwendigen Therapien kann zur Umgehung führen. Dies ist eine allseits bekannte menschliche Verhaltensweise, der sicher nicht jeder Mediziner folgt, die aber dennoch in der Masse der Befragten auftaucht und einen Ansatzpunkt für die Verbesserung dieses Zustandes durch eine bessere Ausbildung in der Prävention bietet.

Dazu kommen die von vielen Ärzten bemängelte geringe Effektivität der ärztlichen Hinweise zur Gewichtsreduktion durch die als fehlend angesehene Motivation und Eigenverantwortung der Patienten (van Gerwen et al. 2009).

Die Empfehlungen der Ärzte zur Gewichtsreduktion erfolgen meist im Rahmen einer bereits bestehenden, durch suboptimales Ernährungs- und Bewegungsverhalten mitverursachten Erkrankung, wie Hypertonie, Diabetes mellitus Typ 2 oder einige der Herz-Kreislauf-Erkrankungen. Der präventive Charakter ist zu diesem Zeitpunkt bereits hinfällig.

Die ärztliche Verhaltenheit bei den Präventionsmaßnahmen zum Übergewicht korreliert in gewisser Weise mit den Erwartungen und Befürchtungen der Patienten. Die Prävention durch den Arzt sollte daher mit einer systematischen, generellen Einbindung in die Patientenkontakte einhergehen. Zu diesem Zweck bieten sich verschiedene Methoden, welche leicht in den Praxisalltag integrierbar sind, an (Sturm et al. 2006):

- gezielte Information im Wartezimmer (Broschüren, Poster etc.);
- Nutzung von Kurzfragebögen z. B. zur Risikoeinschätzung, die bereits im Wartezimmer ausgefüllt werden;

- Implementation von Erinnerungshilfesystemen für den Arzt, z. B. im Arztcomputer;
- Implementation von Erinnerungshilfen für Patienten, z. B. Checkhefte, Terminerinnerungen via Handy;
- Einbindung und kompetente Schulung des eigenen Praxispersonals zur Beratung;
- systematische Einbindung der Prävention in den Patientenkontakt (z. B. mithilfe des motivierenden Interviews, des **5-A-Konzepts** oder Shared-Decision-Makings).

9.2 Motivierendes Interview

Levensky et al. (2007) beschreibt als mögliches Instrument in der Praxis das motivierende Interview zur Begleitung und Motivation von Patienten im Prozess der Änderung ihres Lebensstils Motivation ist hier das Schlüsselwort, um den gewünschten Erfolg zu erreichen.

Die Autoren benennen ein ganz simples Prinzip aller Motivationstheorien, welches als Leitfaden aller Instrumente dient:

Schlechtes vermeiden – Gutes erreichen.

Die ersten Untersuchungen zur Motivation und wie diese geweckt, erhalten und genutzt werden kann, stammen von Maslow (1943). Er entwickelte die sogenannte Bedürfnispyramide (Abbildung 13), welche die Basis jeder Motivationstheorie bildet.

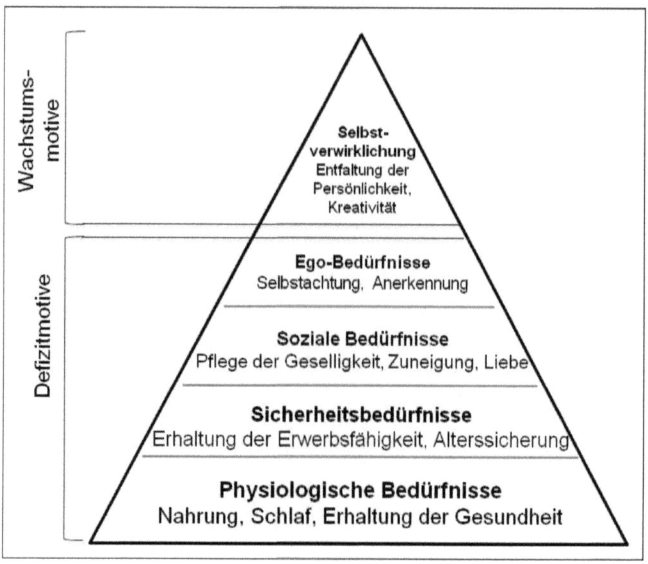

Abbildung 13: Bedürfnispyramide nach Maslow

Quelle: Eigene Darstellung nach Maslow (1943).

Dem Arzt obliegt nun die Sicherung der Bedürfnisse an der Basis: die Erhaltung der Gesundheit. Aus diesem Grundbedürfnis heraus erst lassen sich alle anderen Bedürfnisse befriedigen. Den Patienten mag dies in dieser Formulierung und Deutlichkeit nicht bewusst sein, doch diese Bedürfnisse sind keine abstrakten Theoriegebilde, sondern Abbildungen der Lebenswirklichkeit jedes Menschen, daher besteht eine Notwendigkeit, diese zu erfüllen, selbst wenn der Patient sich dessen nicht bewusst ist.

Es existiert eine Vielzahl an Motivationstheorien, die insbesondere für die Arbeitswelt entwickelt wurden. Davon profitieren Manager und andere Führungskräfte und zunehmend mehr Arbeiter und Angestellte. Ziel dieser Theorien ist die Erkenntnis, dass gesunde Arbeitnehmer und Führungskräfte, deren Bedürfnisse befriedigt werden, leistungsfähiger sind. Es gibt Initiativen der Bundesregierung, wie die Top-Job-Initiative, die Jahr für Jahr die besten Arbeitgeber wählt. Die besten Arbeitgeber sind, um es auf das Entscheidende herunterzubrechen, jene, die es verstanden haben, die Motivationstheorien in die arbeitsalltägliche Praxis zu übersetzen. Diese bereits gesammelten Erfahrungen aus der Arbeitswelt, von Hochleistungssportlern und anderen stark motivierten Menschen könnten mit entsprechenden Anpassungen auch in die primäre Präventionspraxis übertragen werden.

Allgemein werden zwei Arten der Motivation unterschieden:

1. **Intrinsische Motivation** entsteht, wenn es gelingt, Inhalte und Aufgaben so zu gestalten, dass eine Orientierung und Zielausrichtung möglich ist,
2. **Extrinsische Motivation** entsteht, wenn die Menschen nicht durch innere Beweggründe angespornt werden, sondern durch von außen kommende Anreize/ Belohnungssysteme.

Der intrinsischen Motivation kommt hier die höhere Bedeutung zu, da hier das Erreichen eigener Ziele im Mittelpunkt steht. Hier sind Orientierung und Zielausrichtung, basierend auf einem gewissen Wissensfundus und überschaubaren Aufgaben, die Mittel der Wahl, einen solchen Motivationsimpuls auszulösen. Grundlage für das motivierende Interview ist zunächst eine kritische Haltung des Patienten dem eigenen aktuellen Lebensstil gegenüber. Offen gestellte Fragen, aktives Zuhören und unterstützende bzw. wertschätzende Haltung des Arztes sowie der flexible Umgang mit Widerstand sollen den Patienten zu einer nachhaltigen Änderung befähigen. Erste Ergebnisse gibt es hier bereits. So konnten Schwartz et al. (2007) eine deutlich stärkere Abnahme des BMI bei Kindern zeigen, die von zuvor in dieser Technik geschulten Ärzten und Diätassistenten betreut wurden. 94 % der teilnehmenden Eltern gaben an, mithilfe des motivierenden Interviews die Verhaltensweisen zu überdenken. Die Aufrechterhaltung des Erfolges ist ein weiterer wesentlicher Bestandteil in diesem Prozess, da Misserfolge gerade im Anfangsstadium relativ rasch zum Absenken der

Motivation und damit verbunden zum Abbruch der Bemühungen führen können. Um dies zu vermeiden, ist das Setzen klarer, realistisch erreichbarer Ziele zwingend notwendig. Die Zusammenarbeit mit anderen Fachrichtungen, wie Psychologen und Ökotrophologen, und die Implementierung entsprechender Inhalte der Präventionsassistenz in die Ausbildung von KinderarzthelferInnen, KindergärtnerInnen, Kinderkrankenpfleger/-schwestern können die primäre Prävention auf ein neues Niveau erheben und die Grundlage einer sehr effektiven Adipositasprävention bilden. (Lob-Corzilius 2005)

9.3 Das 5-A-Konzept

Zur Förderung nachhaltiger Verhaltensänderungen der Patienten durch kurze präventive Beratungskontakte hat sich die im Rahmen der DMP-Programme empfohlene 5-A-Strategie als erfolgreich erwiesen (WHO 1986, Abbildung 14). Die Ziele sind neben der Systematisierung der Beratungstätigkeit eine verstärkte Kontinuität, eine zielgerichtete Unterstützung der Betroffenen und eine höhere Patientenorientierung. Dabei ist es wichtig, die Beratung an die Bereitschaft des Betroffenen zur Verhaltensänderung anzupassen (Proschka et al. 2002).

Hierbei werden fünf Stufen unterschieden, die auf dem Weg zur tatsächlichen Verhaltensänderung durchschritten werden. Wichtig ist, nicht nur die Vorteile einer Verhaltensänderung aufzuzeigen, sondern auch mögliche Barrieren und fördernde Faktoren bei ihrer Integration in den Alltag zu berücksichtigen.

Der Arzt muss bei dieser Vorgehensweise wissen, wie die menschliche Psyche sich gegen eine zwar gut gemeinte, aber als unangenehm empfundene Kritik zur Wehr setzt. Nur wenn der Arzt sich Art und Gründe für diesen Widerstand eruieren kann, wird er klare Strategien zur Überwindung entwickeln können und nur mit diesen wiederum den Patienten erfolgreich mobilisieren und aktivieren. Beispielsweise wird ein Patient, der gern fett isst und das schon seit Jahren, nur ungern vom Arzt hören, dass er damit schleunigst aufhören soll. Da medizinische Ratschläge sehr häufig mit Einschränkungen verbunden sind, ist der Aufbau eines Widerstandes beim Patienten und seine damit aufgebaute Skepsis verständlich (Geue 1993). Die Beratungskomponente muss hier im Mittelpunkt stehen, fernab von belehrenden Ratschlägen, die nur allzu schnell missverstanden werden können.

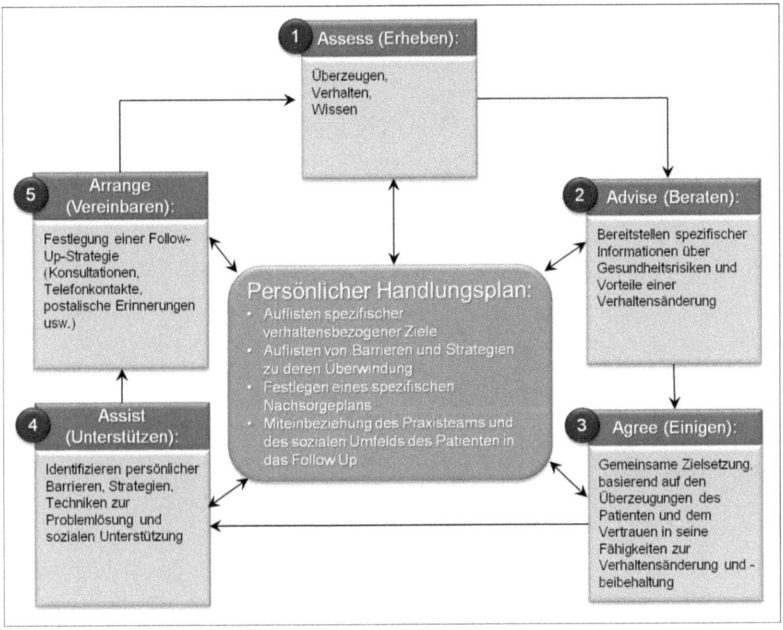

Abbildung 14: Das 5-A-Konzept

Quelle: Ludt et al. 2006.

Ebenso ist die Verwendung von Zahlen, wie Blut- oder Cholesterinwerten, zur Verdeutlichung der Notwendigkeit einer Lebensstiländerung eher kontraproduktiv. Der Patient verfügt nicht über das Wissen des Arztes und zieht selten Schlüsse zur Änderung seines Lebensstils auf dieser Basis. Die Verbindung zwischen der Zahl und den eigenen Lebensgewohnheiten ist zumeist nicht vorhanden. Entsprechend wichtig ist also, dass der Arzt zwischen der medizinischen Sprache und dem Verständnis des Patienten eine Verbindung schafft. Die gesundheitlichen Gefahren einer der Gesundheit abträglichen Lebensführung im Gespräch zu erläutern, ist nicht hinreichend, da der Patient diese Worte nicht mit seinem Leben verbindet. Das Wissen ist vorhanden, wird jedoch nicht auf den eigenen Lebensbereich bezogen. Dem Arzt obliegt stattdessen die Aufgabe, dem Patienten nicht allein verständlich zu machen, welche Schwachpunkte in dessen Lebensführung die Gesundheit gefährden, der Patient muss auch damit einverstanden sein. Erst dann ist die Basis zur Herbeiführung des Lebenswandels erreicht. Ein erster Erfolg in diesem Prozess besteht darin, wenn der Patient einen der Ratschläge des Arztes tatsächlich in die Praxis umgesetzt hat. Dieser begonnene Prozess muss von da an weiter begleitet und kontinuierlich gestützt und gefestigt werden. Erst die Wiederholung und permanente Entwicklung der neuen gesundheitsfördernden Gewohnheiten wird eine positive Veränderung im Leben des Patienten bewirken.

Es ist eine Tatsache, dass alle Angewohnheiten stets eine lange Vergangenheit haben, sich während anderer, tief verankerter Prozesse herausgebildet und gefestigt haben. Neu auszubildende Gewohnheiten verfügen nicht nicht über ein solch starkes Fundament und sind entsprechend sensibel. Die alten, fest verwurzelten Gewohnheiten stehen den gesundheitsfördernden Änderungen stets gegenüber und können besonders in der Anfangsphase der Grund für Rückorientierung in alte Muster sein. Greue (1993) drückte es wie folgt aus:

> "Es sind vielmehr die 'gewohnten Bahnen' des verinnerlichten Lebensprogramms, die jedem grundlegenden Wandel entgegenstehen."

9.4 Shared-Decision-Making

Im Mittelpunkt dieser Konzeption steht die grundlegend partnerschaftliche Beziehung zwischen Arzt und Patient, die durch einen Prozess der Entscheidungsfindung auf gleichberechtigter Basis gekennzeichnet ist (entsprechend der Gruppe 3, siehe Seite 29). Die Qualität und Nachprüfbarkeit der vom Arzt an den Patienten vermittelten Informationen, welche die Basis der Entscheidungsfindung bilden, sowie die Art der Informationsvermittlung sind hier von besonderer Bedeutung. Der Erfolg innerhalb dieser Kommunikation ist die Voraussetzung für den Behandlungserfolg. Shared-Decision-Making (SDM) wird als das am weitesten entwickelte und am besten operationalisierte Konzept der Patientenbeteiligung beschrieben (Scheibler und Pfaff 2003). Die Autoren weisen dem SDM insbesondere bei chronischen eher systemallgemeinen denn spezifischen Erkrankungen eine Anwendungsmöglichkeit zu. Diese Kriterien sind bei Übergewicht/ Adipositas durchaus erfüllt.

Patienten unterscheiden sich in ihren Bedürfnissen nach Information und Kommunikation (siehe Gruppeneinteilung auf Seite 29). Die Arzt-Patienten-Kommunikation wird je nach Alter und Bildungsstand unterschiedlich beurteilt (Abbildung 15).

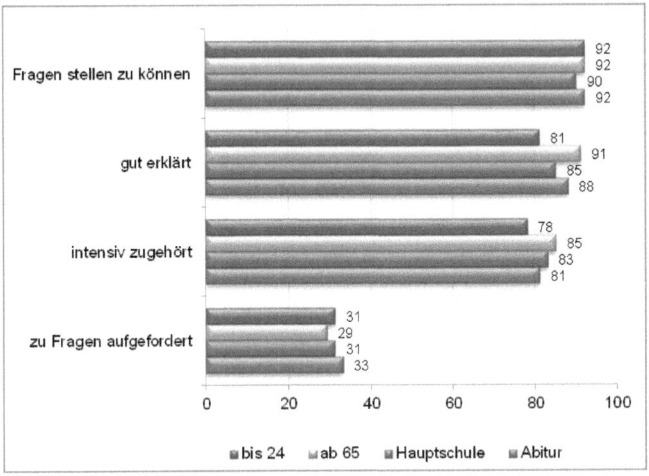

Abbildung 15: Arzt-Patient-Kommunikation nach Alter und Bildungsstand differenziert

Quelle: Versichertenbefragung des Bertelsmann Gesundheitsmonitors von 2001–2004 (n = 9.146)

In dem genannten Monitor verstanden Abiturienten Erklärungen besser und konnten häufiger Fragen stellen als Hauptschüler, die das Gefühl hatten, ihr Arzt höre ihnen intensiv zu und erkläre gut. Die über 65- jährigen wurden etwas weniger zu Fragen aufgefordert als die unter 24- jährigen, hatten aber am meisten das Gefühl, dass der Arzt ihnen intensiv zuhörte. Allgemein kann demnach zusammengefasst werden: Gelungen ist Kommunikation grundsätzlich immer dann, wenn sie den Bedürfnissen des Patienten entspricht und zu guten Entscheidungen und bestmöglichen Behandlungsergebnissen beiträgt.

Patientenbeteiligung hat eine möglichst hohe Entscheidungsqualität zum Ziel. Neben dem Erfordernis, ausreichend Zeit für Entscheidungsprozesse zur Verfügung zu stellen, gilt es, die Haltung und die kommunikative Kompetenz der Ärzte zu fördern (Abbildung 16).

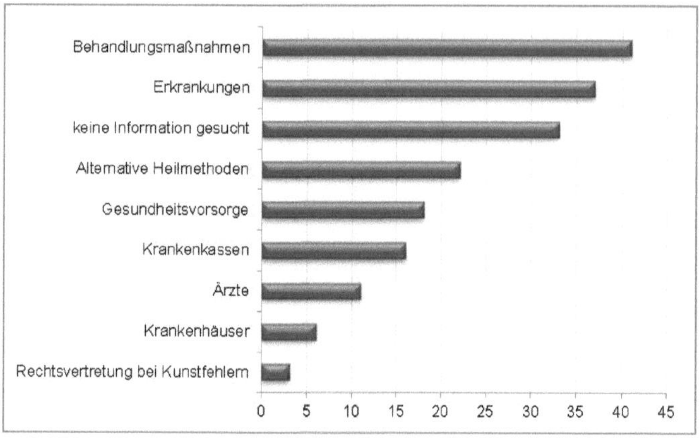

Abbildung 16: Maßnahmen des Hausarztes zur Entscheidungserleichterung für die Patienten über die Behandlung

Quelle: Versichertenbefragung des Bertelsmann Gesundheitsmonitors von 2001–2004 (n = 9.146)

Es stellt sich die Frage: Was folgt daraus für die präventive Praxis? Zunächst müssen den Patienten verlässliche, unabhängige, für den Patienten relevante Informationsquellen zur Verfügung gestellt werden. Abbildung 17 zeigt Gesundheitsthemen, über die sich Patienten häufig informieren.

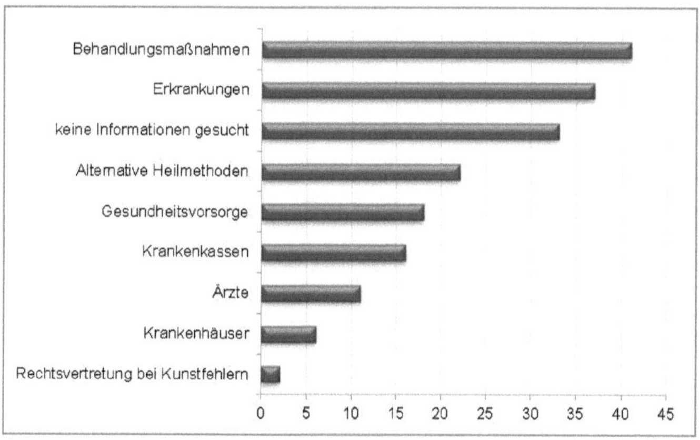

Abbildung 17: Gesundheitsthemen, über die sich Patienten informieren

Quelle: Daten aus dem Bertelsmann Gesundheitsmonitor 2001–2003, n = 7.628

Patienten informieren sich am häufigsten über Behandlungsmaßnahmen und Erkrankungen. Im Schnitt suchen etwas mehr als 20 % der Patienten zusätzlich nach Informationen über alternative Heilverfahren und Gesundheitsvorsorge. Informationen über Krankenkassen, Ärzte und Krankenhäuser sind von eher untergeordnetem Interesse.

Guyatt et al. (2004) fanden heraus, dass ca. 30 % deutschen Patienten keine Informationen zu Gesundheitsthemen einholen. Die für den Patienten weniger bedeutsamen physiologischen Messwerte, wie Blutdruck, Blutfettspiegel, Kontraktionskraft des Herzens sind durch Indikatoren, die Auswirkungen auf Lebensqualität und -dauer beschreiben, zu vervollständigen.

Shared-Desision-Making aus Ärztesicht

SDM findet als Konzept überwiegend die Zustimmung der Ärzte. Im medizinischen Alltag wird die Patientenbeteiligung an Entscheidungen hingegen meist nur unzureichend umgesetzt. Die erforderlichen Kompetenzen sind erlernbar, werden durch weiterbildungsfördernde Konzepte in diesem Bereich jedoch noch nicht systematisch vermittelt (Loh et al. 2005). SDM basiert zudem auf der notwendigen Bereitschaft des Arztes, den Patienten tatsächlich als Partner zu akzeptieren und ihm empathisch gegenüberzutreten. Eine Schwierigkeit liegt dabei in den ärztlichen Vorbildern, deren berufliche Sozialisierung in einem eher paternalistisch geprägten Milieu stattfand und noch immer stattfindet.

Die Ergebnisse des Gesundheitsmonitors zeigen, dass 67 % der befragten 500 Haus- und Fachärzte SDM präferieren, 21 % wollen lieber selbst entscheiden und 8 % würden den Patienten allein entscheiden lassen.

Erkenntnisse über die Barrieren zur Umsetzung des SDM-Konzepts ergab eine Focusgruppenbefragung von 39 Allgemeinärzten (Elwyn et al. 1999):

- Die Ärzte hatten den Eindruck, die erforderlichen Fertigkeiten zur Einbeziehung von Patienten in die Entscheidung nicht zu besitzen.
- Die Ärzte stimmten überein, dass SDM ein neues Konzept darstellt, welches von ihren üblichen Vorgehensweisen stark abweicht.
- Einige Ärzte waren der Meinung, die Patienten können selbst keine kompetenten Entscheidung treffen. Andere hingegen sahen vergleichbare Alternativen als Entlastung und Chance.
- Die Ärzte stimmten überein, dass Patienten weitergehende Informationen haben möchten, die jedoch sehr häufig nicht zur Verfügung stehen.
- Zeitmangel ist ein weiteres Problem, welches ein Auffinden benötigten Informationen hemmt.
- Die Ärzte hinterfragten im alltäglichen Prozess die Wünsche des Patienten üblicherweise nicht.
- Die Ärzte sind der Meinung, dass es für die Patienten Stress bedeutete, wenn sie spüren, dass der Arzt unsicher ist.

- Ärzte fühlten sich nicht ausreichend ausgebildet in Kommunikationsfertigkeiten.
- Neben den Fertigkeiten wäre auch eine entsprechende Haltung Voraussetzung für das SDM.

Fazit der Autoren: Patienten fordern zunehmend eine Einbeziehung in den Entscheidungsprozess. Um diesem Ansinnen gerecht werden zu können, sind die gezielte Ausbildung der Ärzte in Kommunikationsstrategien und die Herbeiführung einer Haltungsänderung der Ärzte notwendig.

9.5 Gesamtfazit

Der Gesetzgeber und die ärztliche Selbstverwaltung müssen Konzepte zum Erlernen und Anwenden der für die Patientenbeteiligung notwendigen ärztlichen Kompetenzen bereitstellen. Die Entwicklung einer positiven Haltung zur Patientenbeteiligung erfordert eine Änderung der Einstellung innerhalb der Ärzteschaft.

Gesetzgeber und ärztliche Selbstverwaltung müssen Ärzten, Bürgern und Patienten wesentlich stärker als bisher die gesellschaftliche Erwünschtheit der Patientenbeteiligung verdeutlichen. Dazu sollten Ansätze wie der Förderschwerpunkt des BMGS „*Der Patient als Partner im medizinischen Entscheidungsprozess*“ ausgebaut werden.

10 Handlungsempfehlungen für die Umsetzung der Prävention

Adipositasprävention ist aktuell häufig lediglich Bestandteil der allgemeinen Gesundheitsförderungsmaßnahmen, was jedoch angesichts der kontinuierlich steigenden Anzahl an übergewichtigen/ adipösen Menschen nicht als hinreichend betrachtet werden kann. Stattdessen sind gezielte Maßnahmen speziell in diesem Bereich dringend erforderlich. So kann z. B. durch die Stärkung der Persönlichkeit und des Wissens um die Zusammenhänge zwischen eigenem Lebensstil und dem Auftreten von Übergewicht das Bewegungs- und Ernährungsverhalten beeinflusst werden. Die Prävention von Übergewicht und Adipositas muss neben den Maßnahmen am Individuum auch gruppenübergreifende bis hin zu internationalen Strukturen erfassen, ist die fortschreitende Übergewichtigkeit doch in allen Industrienationen durchgängig zu beobachten.

Insbesondere der Adipositasprävention bei Kindern ist aufgrund der Korrelation mit Folgekrankheiten und dem Risiko der Ausprägung von Adipositas im Erwachsenenalter besondere Beachtung zu schenken. Mögliche Ansatzpunkte für die Prävention bei Kindern und Jugendlichen bieten Kindergärten und Schulen. Hier können Kinder und Jugendliche zu mehr körperlicher Bewegung und gesunder Ernährung angeregt und für ungünstige Umstände im eigenen Lebensumfeld sensibilisiert werden. Familienorientierte Interventionen, wie Beratung und Aufklärung zu Ernährungsumstellung und körperlicher Aktivität, finden in den genannten Einrichtungen statt und unterstützen die Vorbeugung, da Lebensgewohnheiten von Heranwachsenden stark durch die Eltern beeinflusst werden (Wabitsch und Kunze 2006).

Weitere Präventionsmaßnahmen sollten in Arztpraxen durchgeführt bzw. auf kommunaler Ebene angesetzt werden. Gerade kommunale Strukturen bieten durch Vereine und Organisationen auf dieser Ebene zahlreiche Ansatzpunkte dafür, wie Bewegungsprogramme in der Gemeinde oder die Etablierung von einschlägigen Beratungsstellen (Graf et al. 2006; Abbildung 18)

Adressaten	Settings	Intervention
• Kinder und Jugendliche • Eltern, Familie • Lehrkräfte, Erzieher • Mitarbeiter psychosozialer Dienste, Ärzte • Entscheider in Verwaltung, Verbänden, Politik	• Kommune • Bildungseinrichtungen (KiTa, Vorschule, Schule) • Psychosoziale, medizinische Dienste • Arbeitsplatz • Zuhause	• Prävention (Risikovorbeugung, -vermeidung) • Gesundheitsförderung (Optimierung, Ermöglichung von Chancen)

Abbildung 18: Adressaten, Settings und Interventionen in der Prävention und Gesundheitsförder-ung bei Kindern und Jugendlichen

11 Interventionsformen und Qualitätssicherung

Bisher gibt es kaum qualitativ gute Primärstudien zur Adipositasprävention, insbesondere fehlen Vergleiche verschiedener Interventionen. Zielgruppenorientierte Maßnahmen, insbesondere für sozial benachteiligte Gruppen, sind unterrepräsentiert. Hier ergibt sich eine nicht unerhebliche und als problematisch zu bewertende Diskrepanz, da gerade diese Gruppen eine hohe Rate an Übergewicht und Adipositas aufweisen. Als zentrale Aufgabe der Adipositasprävention ist daher die Etablierung von zielgruppenspezifischen Maßnahmen speziell für Kinder und Jugendliche aus Familien mit niedrigem sozioökonomischem Status zu sehen. Die Herausforderung ist erheblich, da Positivbeispiele bislang fehlen.

Empfehlenswert ist eine Kombination von verhältnis- und verhaltenspräventiven Maßnahmen, in Kombination mit einem gut durchdachten Qualitätsmanagement, um neu einzurichtende und künftige Interventionen begleiten und stetig anpassen zu können. Das Strukturmodell zur Planung und Umsetzung präventiver und gesundheitsfördernder Maßnahmen ist daher eingebettet in einen modifizierten Public-Health-Handlungszyklus (Abbildung 19).

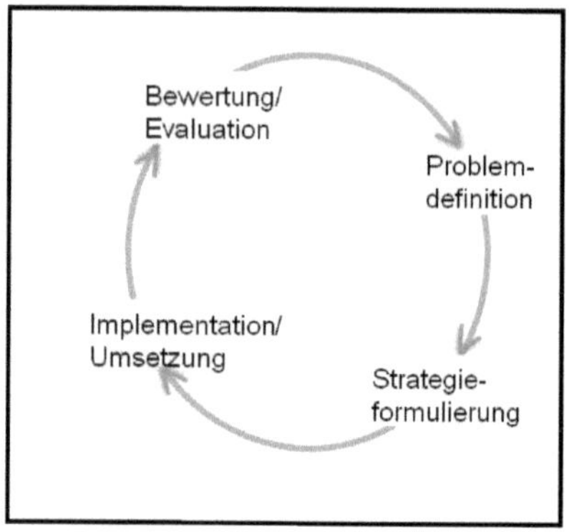

Abbildung 19: Public-Health-Action-Cycle
Quelle: Eigene Darstellung

Dieser sieht zunächst die Festlegung von Zielgruppe(n) und Zielen auf der Basis einer Bedarfsanalyse als Ausgangspunkt für alle Maßnahmen vor. Analysen des Gesundheitsstatus der Bevölkerung erfolgen zumindest partiell bereits systematisch in Form von Erhebungen und Studien des Bundes, gezielten Surveys (z. B. Kinder- und Jugendgesundheitssurvey, KiGGS) sowie der Einbeziehung bereits vorhandener Maßnahmen und daraus gewonnener Erkenntnisse.

So bestätigt beispielsweise das MONICA-Projekt, dass schulische Probleme in Form von Lern- und Konzentrationsschwierigkeiten oder aber mangelnde kommunikative Fähigkeiten primär bei übergewichtigen Kindern auftreten. In Deutschland lieferte dieses Projekt entscheidende Beweise zur Bestätigung der Annahmen. Frauen mit Hauptschulbildung waren um viermal häufiger adipös als Gleichaltrige mit Abitur oder ähnlichem Abschluss der Schullaufbahn (Wirth 2000). Geschlechtsspezifische Interventionen sind zudem vor dem Hintergrund, dass die ausgewerteten Studien kaum eine Wirkung auf Jungen zeigten (z. B. KOPS), sinnvoll.

Weiterhin ist die Umsetzung der Interventionen von qualitätssichernden Schritten zu begleiten. Diese umfassen Dokumentation der Maßnahme und sichern die Transparenz von Strukturen und Prozessen. Im Rahmen der Evaluation sind Aussagen zu Aufwand und Kosten, Abläufen und Kooperationen ebenso von Bedeutung wie eine der Zielsetzung der

Maßnahme angemessene Bewertung der Ergebnisse. Die Evaluation kann qualitativ zur Optimierung der Maßnahmen oder quantitativ zur Eruierung der Ergebnisse erfolgen, wobei eine Kombination daraus sinnvoll erscheint. Positive Bewertungen sollten im Anschluss stets zu einer Ausweitung und Beibehaltung der Maßnahmen führen.

Die Beurteilung vorhandener Interventionen ist allerdings in mehrfacher Hinsicht schwierig: Bislang liegen nur wenige Evaluationsstudien vor, vor allem Studien mit randomisiertem, kontrollierten Design. Zudem eignen sich die in der Medizin entwickelten Evidenzstufen nur bedingt für die Prävention.

Während inzwischen international einige Institutionen ähnlich einer Cochrane-Datenbank die vorhandene Evidenz sichten und aufbereiten, fehlt es in Deutschland (noch) an solchen systematischen Datenquellen.

12 Gesamtfazit

Vor dem Hintergrund steigender Adipositasprävalenz ist die Notwendigkeit, Interventionen zur Eindämmung von Adipositas und Übergewicht zu etablieren, offensichtlich und unbestritten. Daher ist die Frage zu stellen, welche Interventionen von einem gesundheitspolitischen und ökonomischen Standpunkt aus als sinnvoll zu erachten sind.

Die Prävention von Adipositas und der assoziierten Komorbiditäten beziehungsweise eine langfristige Reduktion des erhöhten Körpergewichts stellt eine multidisziplinäre Aufgabe dar, die niedergelassene Allgemeinmediziner und Pädiater nicht allein bewältigen können (Tsai und Wadden 2009). Diese Ärzte sind jedoch Anlaufstellen und Multiplikatoren der Patientenaufklärung, die intensiver als bisher in die präventiven Konzepte einbezogen werden müssen. In zahlreichen Studien wurde eine Diskrepanz zwischen der positiven Einstellung von Ärzten zur Prävention und ihrer tatsächlichen suboptimalen, weder systematischen noch kontinuierlichen Umsetzung aufgezeigt. Dabei stellt die von den Ärzten selbst wahrgenommene eigene Rolle in der täglichen Praxis, die von aktuellen Diagnosen, Behandlung und sekundärer Prävention bestimmt wird, ein wesentliches Hemmnis dar. Zusätzlich wird von den Ärzten die Sekundärprävention als effektiver und evidenzbasierter angesehen als primärpräventive Maßnahmen. Von der Ärzteseite aus wird es als förderlich erachtet, sich Zeit zu nehmen und dem Patienten Zusammenhänge zu erklären. Die Motivation für Prävention ziehen die Ärzte aus Erfolgserlebnissen (Walter et al. 2006).

Diese weit verbreitete Sichtweise innerhalb der Ärzteschaft hat sich im Laufe der Zeit als negative Beobachtungsfalle gezeigt. Umso bedeutsamer ist die Entwicklung und Einführung systematischer Prävention in die Routineversorgung, welche nicht nur dem Patienten, sondern auch dem Arzt selbst als Vermittler dieser Maßnahmen Sicherheit im Umgang bieten (Echlin et al. 2004).

Die professionelle Etablierung und Anwendung trägt sowohl dem selektivem Vorgehen der Ärzte (Prävention nur für gesundheitsbewusste Präventionswillige) als auch der steigenden Nachfrage seitens der Patienten nach Prävention zielorientiert Rechnung.

Die Art und Weise der Vermittlung von Informationen zu gesundheitsförderndem Verhalten ist entscheidend dafür, ob der Patient die gegebenen Information umzusetzen vermag und dadurch in seinem Verhalten und seiner Lebensweise positiv beeinflusst wird.

Ziel ist es, dem Patienten die erforderlichen Kenntnisse zur kompetenten Entscheidungsfindung über seine eigene Lebensweise und den daraus folgenden positiven und negativen Konsequenzen zu vermitteln (Höfling und Gieske 2001).

In der europäischen Charta zur Bekämpfung von Übergewicht und Adipositas werden neben der Unterstützung der Eigenverantwortung ganz klar politische und wirtschaftliche Rahmenbedingungen zur Verhinderung der Entstehung von Adipositas und Übergewicht gefordert, die auf ausgewogener Ernährung und gesteigerter körperlicher Aktivität basieren (Obesity conference report). Diese Forderungen müssen den nationalen kulturellen Besonderheiten angepasst und auf individueller, kommunaler und staatlicher Ebene in verschiedenen Lebensräumen umgesetzt werden. Besonders hohe Priorität haben Kinder und Jugendliche, aber auch Risikogruppen, wie Menschen mit einem geringen sozioökonomischen Status.

Deutschland ist derzeit jedoch in Bezug auf Evaluation, evidenzbasierten Studien und Qualitätsentwicklung in Prävention und Gesundheitsförderung noch ein „Entwicklungsland". In einigen europäischen Ländern, insbesondere in Großbritannien, Italien oder Spanien, ist es hingegen bereits gelungen, Hausarztpraxen in Konzepte der *Community Medicine* zu integrieren, sodass vernetzende präventive Gesundheitskampagnen aktiv und sektorübergreifend etablierbar erscheinen.

In Deutschland sind kaum entsprechende unterstützende Strukturen insbesondere für ganz junge und ältere Patienten vorhanden und vor allem fehlt ein Überblick über adäquate Angebote, an die der Arzt Patienten verweisen kann (Abholz 2006). Dabei kann es gerade im Bereich der Prävention sinnvoll sein, umfassende Netzwerke aus Spezialisten verschiedener Fachrichtungen zu bilden. Mit dem Einsatz moderner Informations- und Kommunikationstechnologie könnten eine optimale Kommunikation und Dokumentation im Netzwerk gewährleistet werden, die die Zusammenarbeit aller Partner weiter beschleunigt und vereinfacht (Abbildung 20).

Vor dem Hintergrund der zunehmenden Ressourcenknappheit und der hohen Prävalenz lebensstilbedingter und somit potenziell vermeidbarer Erkrankungen kommt dieser Aufgabe eine zunehmende Bedeutung zu. Soll der Arzt seine Aufgabe als Vermittler in der Prävention wahrnehmen, ist hierzu nicht nur ein deutliches Votum der (Gesundheits-) politik erforderlich, sondern auch der übrigen Akteure sowie eine adäquate finanzielle Vergütung.

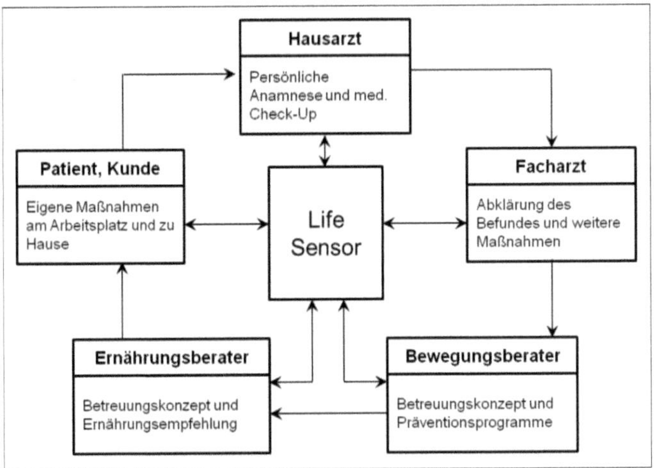

Abbildung 20: Netzwerkbildung
Quelle: Eigene Darstellung

Ärzte haben hier aufgrund ihrer zwar verbesserungswürdigen, aber beruflich bedingten hohen Kompetenzen einen besonderen Auftrag, den sie auch wahrnehmen sollten. Welche Rolle Ärzte nun tatsächlich einnehmen, ist abhängig von Ausbildung, Weiterbildung, Fachrichtung und der eigenen Selbstwahrnehmung.

Anstelle nicht zielführender Diskussionen, wer primär Prävention gestalten sollte, ist es notwendig, ein präventives Gesamtkonzept mit einheitlichen, anwendbaren Qualitätskriterien unter Mitwirkung aller Beteiligten, Zielgruppen und Akteure, politischen Rahmengeber (z. B. Nationaler Aktionsplan) und wirtschaftlicher Unterstützung zu erarbeiten.

Die vorliegende Arbeit bezweckte die Analysen und Ansätze zur Verwirklichung des Ziels der Adipositasprävention. Der nächste Schritt muss nun die Etablierung entsprechender Maßnahmen flächendeckend sein, um die Prävalenz von Übergewicht und Adipositas sowie aller daraus resultierenden oder begünstigten Folgeerscheinungen endlich einzudämmen.

Literaturverzeichnis

Aberle J, Greten H. Zur Epidemiologie, Ätiologie und Therapie der Adipositas. Ärzteblatt 2004; 274-277.

Abholz HH (2006), Hausärztliche Prävention – Ein Vorschlag für eine Systematik. Z Allg Med 82: 50-55.

Agency for Healthcare Research and Quality. The Guide to Clinical. Preventive Services Task Force. Recommen-dations of the U.S. Preventive Task Force, 2005.

Arora NK and McHorney CA, „Patient Preferences for Medical Decision Making: Who realy wants to Participate?" Med Care (38)2000: 335-341.

Barmer GEK: Arztreport 2010, URL: https://www.barmer-gek.de/barmer/web/Portale/Versicherte/Wissen-Dialog/Gesundheitswissen/Wissenschaft-Forschung/Reports/Reports_202010/Arztreport2010/Arztreport2010.html?w-cm=LeftColumn_t372154; letzter Zugriff: 11.08.2011.

Befort CA, Gneiner KA, Hall S, Pulvers KM, Nollen NL, Charbonneau A, Kaur H, Ahluwalia JS, Weight-related perceptions among patients and physicns. How well do physicans judge patients´motivation to lose weight? J Gen Intern Med v. 21, no. 10, 2006, 1086-1090.

Böcken J, Braun, Schnee M (Hrsg.), Gesundheitsmonitor 2004. Die ambulante Versorgung aus Sicht von Bevölkerung und Ärzteschaft. Verlag Bertelsmann Stiftung: Gütersloh 2004.

Bocquier A, Verger P, Bsdevant A, Andreotti G. Baretge J, Villani P, Paraponaros practioniers in France, Obes Res v. 13,no. 4 p. 787-795.

Böhler T, Wabitsch M, Winkler U, Patientenschulungsprogramme für Kinder und Jugendliche mit Adipositas, Konsensuspapier 2004, 1-23.

Bouchard C, Despres JP, Maurieg P, Marcotte M, Chagnon M, Dieonne FT, Belanger A, The genes in the constellation of determinants of regional fat distrubition. International Journal of Obesity 1991, (15):8-18.

Bramlage P, Wittchen H-U, Pittrow D, Kirch W, Krause P, Lehnert H, Unger T, Hofler M, Kupper B, Dahm S, Bohler S, Sharma AM: Recognition and management of overweight and obesity in primary care in Germany. Int J Obes 2004; 28: 1299–308.

Brown I, Thompson J, Tod A, Jones G: Primary care support for tackling obesity: a qualitative study of the perceptions of obese patients. Br J Gen Pract 2006; 56: 666–72.

Buddeberg-Fischer B, Klaghofer R, Reed V, Associations between Body Weight, Psychiatric Disorders and Body Image in Female Adolescents. Psychother Psychosom 1999 68. 325-332.

Campbell K, Engel H, Timperio A, Cooper C, Crawford D (2000), Obesity management, Australian generel practitioners attitudes and practices. Obes Res v. 8, 2000, 459-466.

Coulter A ,Magee H: The European Patient of the Future. Open University Press: Maidenhead, Philadelphia 2003.

Czerwinski-Mast M, Danietzik S, Asbeck I, Langnäse K, Spethmann C, Mueller MJ.: Kieler Adipositaspräventions-studie (KOPS). Konzept und erste Ergebnisse der Vierjahres-Nachuntersuchungen. Bundesgesundheitsblatt – Gesundheitsforschung-Gesundheitsschutz 2003; 46(9): 1481-1482.

Drrewnowski A, Darmon N: The economics of obesity: dietary energy density and energy cost. The American Journal of Clinical Nutrition 2005;82 (Suppl): 265S-273S.

Echlin PS, Upshur RE, Markova TP: Lack of chart reminder effectiveness on family medicine resident JNC-V and NCEP III guideline knowledge and attitudes. BMC Fam Pract 5 , 2004,14.

Ehrsam R, Stoffel S, Mensink G, Melges T: Übergewicht und Adipositas in den USA, Deutschland, Österreich und in der Schweiz, Deutsche Zeitschrift für Sportmedizin, 2004, 55 (11), 278-285.

Elmadfa I, Leitzmann C, Ernährungsabhängige Krankheiten. Übergewicht. Ernährung des Menschen. 3. Auflage ed. Stuttgart, 2004.

Elwyn G, Edwards A, Gwyn R, Grol R: Towards a feasible model for shared decision-making: perceptions and reactions of registrars in general practice, BMJ (319) 1999, 753-756.

Epstein L, Ogden JA: qualitative study of GP´s view of treating obesity Br J Gen Pract v. 55. no 519, 2005, 750-754.

Fogelmann Y, Vinker S, Lachter J, Bidermann A, Itzhak B, Kitai E: Managing obesity: a survey of attitudes and practices among Israeli primary care physicans. Int J Obes Relat Metab Disord v. 26, no. 10, 2002, 1393-1397.

Foster GD, Wadden TA, Makris AP, Davidson D, Sanderson S, Allison DB, Kessler A: Primary care physicans attitudes about obesity and ist treatment. Obes Res. V. 11, no. 10, 2003b, 1168-1177.

Freedman DS, Kettel Khan L, Diketz WH, Strinivasan SR, Berenson GS: Relationship of Childhood Obesity to Coronary Heart Disease Risk Factors in Adulthood: The Bogalusa Heart Study. Pediatrics 2001; 108(3):712-718.

Galuska DA, Will JC, Serdula MK, Ford ES: Are health care professionals advising obese patients to lose weight? J Amer Med Assoc v. 282, no. 16, 1999, 1576-1578.

Ganley RM: Emotion and eating in obesity: a review of the literature. International Journal of eating disorders 1989; (8): 343-361.

Garner DM, Wooley SC: Confronting the Failure of Behavioral and Dietary Treatment for Obesity. Clinica Psychology Review 1991; 11: 729-780.

Geue B: Individuelle Patientenführung, Ferdinand Enke Verlag Stuttgart, 1993, 64.

Graf C, Dordel S, Tokarski W, Predel HG: Übergewicht und Adipositas im Kindes- und Jugendalter. Ist Prävention möglich? Overweight and obesity in childhood and adolescense. Is prevention possible? Herz 31(6), 2006, 507-513.

Guyatt G, Montori PJ, Devereaux, H. Schunemann und M. Bhandari: Patients at the centre: in our practice, and our use of language. Evid Based Med (9), 2004, 6-7.

Hauner H, Bramlage P, Lösch C, Schunkert H, Wasem J, Jöckel K.-H, Moebus S: Übergewicht, Adipositas und erhöhter Taillenumfang: Regionale Prävalenzunterschiede in der hausärztlichen Versorgung. Dtsch Ärztebl 2008; 105(48): 827–33.

Hauner H, Buchholz G, Hamann A, Husemann B, Koletzko B, Liebermeister H, Wabitsch M, Westhöfer J, Wirth A, Wolfram G: Evidenzbasierte Leitlinie. Prävention und Therapie der Adipositas. www.uni-duesseldorf.de/AQMF/II/0550-001.pdf (2007), 11.06.2011.

Hebl MR, Xu J: Weighting the care: physicans´ reactions to the size of a patient. Int J Obes Relat Metab Disord v. 25, no. 8, 2001, 1246-1252.

Heintze C, Metz U, Dieterich A, Schwantes U, Wiesner J: Ursachen von Übergewicht. Eine qualitative Analyse von Arzt-Patienten-Gesprächen im Kontext der hausärztlichen Gesundheitsuntersuchung: Präv. Gesundheitsf v. 2, 2008, 289-295.

Heintze C, Metz U, Wiesner J, Hahn D, Schwantes U, Braun V: Übergewichtige Patienten in der Hausarztpraxis: Wie wird die Gesundheitsuntersuchung zur Risikoberatung genutzt? Fortbild. Qual. Gesundwes. 3(7), 2009-a, 1-44.

Heintze C: Adipostias und Public Health, Rahmenbedigungen, interdiszlipinäre Zugänge und Perspektiven für erfolgreiche Präventionsstrategien, Juventa Verlag Weinheim und München, 2010, 83.

Helmert U, Schorb F: Übergewicht und Adipositas: Fakten zur neuen deutschen Präventionsdebatte. Geundheitsmonitor, Bertelsmann Stiftung, Sonderausgabe 2007.

Höfling S, Gieseke O: Gesundheit als Lebensstil – Leitgedanke für ein effizientes Gesundheitssystem, in: Gesundheitsoffensive Prävention, Hans Seidel Stiftung e.V. ‚München 2001, 13.

Holub M, Götz M: Ursachen und Folgen von Adipositas im Kindes- und Jugendalter. Monatsschrift Kinderheilkunde 2003; 151(2):227-236.

Hurrelmann H, Gesundheitssoziologie, Juventa Verlag, Weinheim und München 2000, 131.

Jacobsen P, Torgersen JS, Sjöstrom L, Bouchard C, Spouse Resemblance in Body Maas Index: Effects on Adult Obesity Prevalence in the Offspring Generation. American Journal of Epidemiology 2006;1-8.

Jelalian E, Boergers J, Alday CS, Frank R: Survey of physicians attitudes and practices related to pediatric obesity. Clin Pediatr 42, 2003, 235-245.

Kasper H. Erkrankungen des Stoffwechsels. Adipositas. Ernährungsmedizin und Diätetik. 10 Auflage ed., 2004, 245-255.

Klingenberg A, Bahrs O, Szecsenyi J: Wie beurteilen Patienten Hausärzte und ihre Praxen? Deutsche Ergebnisse der europäischen Studie zur Bewertung hausärztlicher Versorgung durch Patienten (EUROPEP). ZaeFQ (93), 1999, 437- 445.

Kromeyer-Hauschild K, Wabitsch M, Kunze D, Geller F, Geiß HC, Hesse V, von Hippel A, Jaeger U, Johnson D, Korte WMK, Müller G, Müller JM, Niemann-Pilatus A, Ziegler A, Hebebrand J: Perzentile für den Body-Mass-Index für das Kindes- und Jugendalter unter Heranziehung verschiedener deutscher Stichproben. Monatszeitschrift Kinderheilkunde 2001; 149(8): 807-818.

Laessle RG, Lehrke S, Wurmser H, Pirker KM: Adipositas im Kindes- und Jugendalter, 1 ed. 2001.

Lehrke S, Laessle RG: Adipositas im Kindes- und Jugendalter. Basiswissen und Therapie, 2. Auflage, Springer Medizin Verlag, Heidelberg, 2009, 3-6.

Lehrke, L: Adipositas im Kindes- und Jugendalter .Basiswissen und Therapie, 2. Auflage, Springer Medizin Verlag, Heidelberg, 2009.

Levensky ER, Forcehimes A, O´Donohue WT, Beitz K: Motivational interviewing an evidence-based aaproach to conseling helps patients follow treatment recommendations. Am J Nurs 107, 2007.

Little P, Everitt H, William I, Warner G, Moore M, Gould C Ferrier K, Payne S: Preferences of patients for patient centred approach to consulation in primary care: observational study. BMJ (332) 2001.

Lob-Corzilius T: Präventionsassistentin in der Kinder- und Jugendmedizin. PRAXISfieber 8, 2005.

Lob-Corzilius T: Overweight and obesity in childhood – a spezial challenge for public health. Int J Hyg Environ Health 210, 2007, 585-589.

Loh, A, Bermejo und Härter M: Entwicklung und Evaluation eines Fortbildungsprogramms zur Partizipativen Entscheidungsfindung. Abstractband 3. Tagung des Förderschwerpunkts „Der Patient als Partner im medizinischen Entscheidungsproezss", Berlin, 23.-25 Mai 2005.

Ludt S, Joos S, Szecsenyi J, Schlung und Selbstmanagement. In: Hauarzt Handbuch zu den Disease Manage-ment-Programmen Asthma bronchiale und COPD. Deutscher Hausärztverband e.V. AOK Bundesverband (Hrsg.) S. 63-72, Med.Komm., München 2006.

Maslow, AH: A theory of human motivation. Psychological Review, 1943,50, p. 370-396.

Moore L, Lombardi D, White M, Campbell J, Oliveria S, Ellison C: Influenca of parents`physical activity levels on activity levels of young children. Journal of Pediatrics 1991; 118/2:215-519.

Müller, MJ, Kurth B-M: Prävention von Übergewicht bei Kindern und Jugendlichen. Welche Antworten haben Medizin und „Public Health"? 2007, 2: 240-8.

Nestle M, Jacobsen MF: Halting the Obesity Epidemic: A Public Health Policy Approach. Public Health Reports 2000; 115: 12-24.

Ogden J, Bandara J, Cohen H, Farmer D, Hardie J, Minas H, Moore J, Qureshi S, Walter F, Whitehead M: General practitioniers´and patients´models of obesity: whose problem is it? Patient Educ Conus 40; 2001, 227-233.

Phelan S, Nallari M, Darroch FE, Wing RR: What Do Physicians Recommend To Their Overweight and Obese Patients? J Am Board Fam Med 2009; 22: 115–22.

Proscka Jo, Redding CA, Evers KE, Glanz K, Rimer BK, Lewis FM: The transtheoretical model and stages of change. Health behavior and health education. Theory, research. Practice. Jossey-Bass, 3rd edition, 2002, 99-120.

Pudel E: Adipositastherapie. 2. aktualisierte Auflage, Georg Thieme Verlag, 1997, 2000.

Puhl RM, Brownell KD: Confronting and coping with weight stigma:an investigation of overweight and obese adults. Obesity. (Silver.Spring) v. 14, no.10, 2006, 1802-1815.

Rathmanner T, Medilinger B, Baritsch C, Lawrence K, Dorner T, Kunze M: Erster österreichischer Adipositasbericht 2006. Grundlage für zukünftige Handlungsfelder; Kinder, Jugendliche, Erwachsene. Altern mit Zukunft 2006; 1-40.

Rauh-Pfeiffer A, Koletzko, B: Übergewicht und Adipositas im Kindes- und Jugendalter. Monatsschrift für Kinderheilkunde 2007; 155(5): 469-483.

Robert-Koch-Institut: Übergewicht und Adipositas, Themenheft 16 (August 2003; geänderte Fassung: 2005).

Rose G: The strategy of preventive medicine. Oxford Medical Publications, Oxford University Press, 1993.

Rosen AB, Schneider EC: Colorectal cancer screening disparities related to obesity and gender, J Gen Intern Med v. 19, no. 4, 2004, 332-338.

Rosenbrock R, Gerlinger T: Gesundheitspolitik – Eine systematische Einführung, Lehrbuch Gesundheitswissenschaften, 2. erweiterte Auflage, Verlag Hans Huber, Bern, Göttingen, Toronto, Seattle, 2006.

Roter DL, Hall JA: Patient-provider communication. In Glanz K, Lewis FM & Rimer BK, Health behaviour and health educations, Jossey-Bass, 1997.

Scheibler F, Pfaff H: Shared Decision-Making: Der Patient als Partner im medizinischen Entscheidungsprozess Juventa Verlag, Weinheim, München, 2003.

Schellenberg B: Anleiten, motivieren, kommunizieren; Sport in der Prävention, Deutscher Ärzte-Verlag, Köln 2006, 161.

Schwartz RP, Hamre R, Dietz WH, Wassermann RC, Slora EJ, Myers EF, Sullivan S, Rockett H, Thoma KA, Dumitru G, Resincow KA: Office-based motivational interviewing to prevent childhood obesity. Arch Pediatr Adolsec Med 161, 2007, 495-501.

Skurk T, Hauer H: Klinische Bedeutung und Pathophysiologie der Adipositas. Ernährung und Medizin 2002;17:11-14.

Stradmeijer M, Bosch J, Koops W, Seidell J: Familiy Functioning an Psychosocial Adjustment in Overweight Youngsters. International Journal of eating disorders 2000; 27(1) 110-114.

Stunkard AJ, Sorensen TI, Hanis C, Taesdale TW, Chakraborty R, Schull WJ, Schulsinger F: An adoption study of human obesity. The New Engaland Journal of Medicine 1986; 314:193-198.

Sturm E, Bahrs O, Diekhoff D, Göpel E, Sturm M: Hausärztliche Patientenversorgung, Konzepte-Methoden-Fertigkeiten, Thieme, Stuttgart 2006.

Summerbell C, Waters E, Edmunds L, Kelly S, Brown T, Campbell K: Interventions for preventing obesity in children (Cochrane Review). Cochrane Database Syst Rev 3 (2005) CD001871.

Thamm M, KIGGS Team: Gesundheitliche Situation von Kindern und Jugendlichen in Deutschland. Erste Ergebnisse der KIGGS-Studie. (20.12.2007).

Thande NK, Hurstak EE, Sciacca RE, Giardina EGV: Management of Obesity: A Challenge for Medical Training and Practice. Obesity 2009; 17: 107–13.

Troschke J, Haisch J, Jurrelmann K, Klotz T: Medizinische Prävention und Gesundheitsförderung. Huber, 2006, 201-205.

Tsai AG, Wadden TA: Treatment of obesity in primary care practice in the United States: a systematik review. J Gen Intern Med 2009; 24, 1073-1079.

van Gerwen M, Franc C, Rosman S, Le Vaillant M, Pelletier-Fleury N: Primary care physician's knowledge, attitudes, beliefs and practices regarding childhood obesity: a systematic review. Obes Rev , 2009; 10: 227–36.

Wabitsch M, Kunze D: Leitlinien. Verabschiedet auf der Konsensus-Konferenz der AGA am 06.10.2006. Arbeitsgemeinschaft Adipositas im Kindes- und Jugendalter 2006; 1-72.

Wabitsch M: Adipositas bei Kindern und Jugendlichen.Grundlagen und Klinik, Springer Medizin-Verlag, Heidelberg, 2005,4.

Walker Z, Townsend J, Oakley L, Donovan C, Smith H, Hurst Z, Bell J, Marshall S: Health promotion for adolescents in primary care: randomised controlled trial. BMJ 325, 2002, 524-529.

Walter U, Flick U, Neuber A, Fischer C, Schwartz FW: Alt und gesund? Altersbilder und Präventionskonzepte in der ärztlichen und pflegerischen Praxis. VS – Verlag für Sozialwissenschaften, Leverkusen 2006.

Watzlawick P, Beavin JH, Jackson DD: Menschliche Kommunikation. Formen, Störungen, Paradoxien. Huber, Bern 2000.

Whitaker RC, Wright JA, Pepe MS, Seidel K, Dietz WH: Predicting Obesity in Young Adulthood and Parental Obesity. The New England Journal of Medicine 1997,337(13):869-873.

Whitlock EP, Orleans T, Pender N, Allan J: Evaluating Primary Care Behaviorial Counseling Interventions: An Evidencebased Approach. Am J Prev Med 22, 2002, 267-284.

WHO 1986: Ottawa Charta for Health Promotion. First International Conference on Health Promotion, Ottawa 1986,

www.who.int/hpr/NPH/docs/ottowa_charter_hp.pdf
letzter Zugriff: 18.07.2011.

WHO 2000a: Obesity. Preventing and managing a global epidemic. Report of a WHO Consultation. WHO Technical Report Series 2000; Geneva.

WHO 2000b: Obesity: Preventing and managing the global epidemic. Report of WHO Cnsation. WHO Technical Report Series 2000; 894: 1-253.

WHO 2005: The World Health Organization warns of the rising threat of heart disease and stroke as overweight and obesity rapidly increase; URL:
http://www.who.int/mediacentre/news/releases/2005/pr44/en/index.html
letzter Zugriff: 12.08.2011.

WHO 2006: Die Herausforderung Adipositas und Strategien zu ihrer Bekämpfung in der Europäischen Region der WHO – Zusammenfassung.
WHO-Papier vom 16.11.2006.

WHO 2007: Obesity and overweight; URL:
www.who.int/mediacentre/factsheets/fs311/en/index.html;
letzter Zugriff: 01.08.2011.

Wirth A: Adipositas. Epidemiologie, Ätiologie, Folgekrankheiten, Therapie 2000.

Wirth A: Adipositas-Fibel; (2. Auflage); Berlin, Heidelberg: Springer; 2003, 24-26.

Wunsch R, de Sousa G, Reinehr T: Intima-media thickness in obesity: relation to hypertension and dyslipidaemia. Archives of Disease in Childhood 2005; 90(10): 1096-1099.